breast & face
MACO's beautiful method

神奇的美乳瘦脸法

〔日〕MACO 著

陈榕榕 译

北京出版集团公司
北京出版社

前　言

每次照镜子都会不由得开心
"美乳瘦脸法"让你爱上自己的胸部

大家是否对自己的胸部感到自卑？是胸部太小，或者是胸部下垂？

过去，在做职业拳击手的时候，我对自己平坦的胸部一点儿自信也没有。而且，做健身教练时，由于负责高强度的训练课程，我的体脂肪率只有10%。加上腹肌分明的体型，我完全放弃了，觉得自己不可能拥有胸部丰满的性感身材。

但是到了35岁，我突然下定决心："不能再这样下去了，我想要女人味十足的身材！"

正好那个时候，我取得了"瘦脸美容矫正师"的资格证书，于是，我开始思考有没有能让瘦脸和丰胸两种愿望同时实现的方法，我充分运用了自己在运动方面的知识和厨师的资历，研究出"美乳瘦脸法"。

通过反复摸索、尝试原创的体操与按摩，并在自己身上进行实践，最终我的罩杯不断升级，只用了大约半年时间就从A罩杯升到了C罩杯*。

---

* 原文为"从B罩杯升到了F罩杯"，日本的罩杯与中国不同，B罩杯基本对应国内认知的A罩杯，F罩杯则为C罩杯，下同。

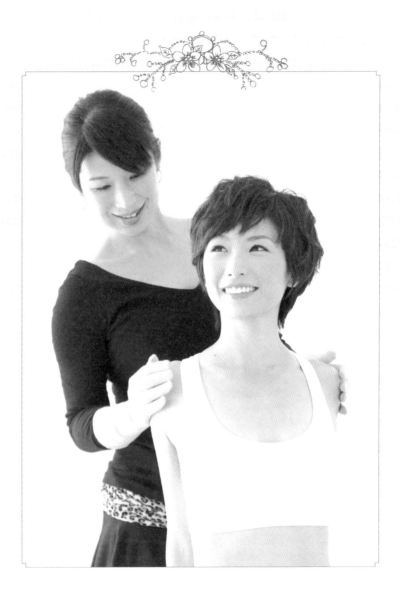

但与此同时，我的体重并没有增加，腰部和上臂反而比之前纤细了，脸也变小了，身材整体比例也变好了，我觉得这也是胸部看起来更大了的重要原因。可以说上半身的变化改变了我的整个人生！

从那以后，我希望通过这个方法让更多的女性变美，于是便开办了"美乳瘦脸沙龙"。最初，我只是针对熟人和介绍过来的客人开展指导，有的客人觉得仅仅通过一次训练便得到了持久的效果，就这样"美乳瘦脸法"口口相传，现在的预约已经排到了三四个月之后。

大家接受指导后不仅容貌变美了，精神也变得更加闪亮动人了。"第一次有了乳沟！""我变得自信了！"每当听到这些话，我都会觉得自己能发明这个"美乳瘦脸法"真是太好了。

这次，要将这个方法整理成书出版了，一想到那些由于预约太满而无法实现预约的客人，还有那些因路途遥远无法接受现场指导的客人也能够体验"美乳瘦脸法"，我就感到由衷的高兴。

无论从几岁开始胸部都可以变大，胸部下垂也能够得到改善。

亲爱的各位姐妹们，让我们从今天开始体验神奇的"美乳瘦脸法"吧！

MACO的胸围记事

仅仅半年罩杯从A升到C！胸围的差别一目了然。
姐妹们，你们的目标呢？

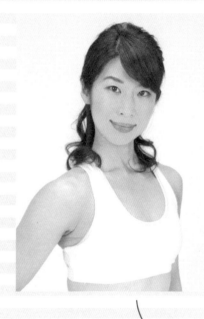

前
扁平的贫乳A罩杯时代

　　做健身教练时期，高强度的训练造就了我的肌肉体质，虽然身体线条分明，但是胸围只有A罩杯，而且我的胸部硬实，完全没有乳沟可言，这成为我人生中的一大憾事。

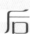

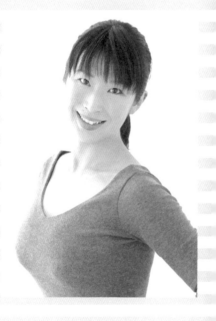

后

保持体重的同时实现丰胸，达到现在的C罩杯！

　　实践"美乳瘦脸法"半年，竟然达到了C罩杯！胸部变大了，而且完全没有下垂。脸部线条变得轮廓鲜明，脖子看起来也变细了。

实证

"仅仅一次"就能看到不同，这就是"美乳瘦脸法"的神奇效果

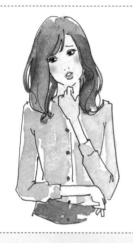

Test Case 1

消瘦型的平胸者

○女士

我是上半身消瘦的类型。

因为我本身基本没有什么脂肪，胸部也很平，通过锻炼真的能够让乳房变大吗？

我的胸部不仅小，而且下垂，加上胸脯消瘦，穿低胸的衣服会显得很瘦弱，这让我非常苦恼。

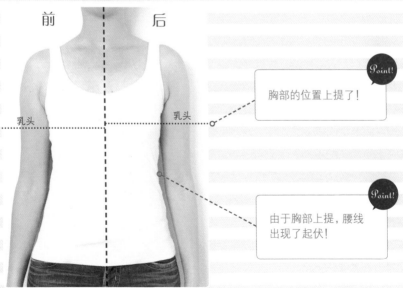

前　　　后

乳头　　　　　乳头

Point!
胸部的位置上提了！

Point!
由于胸部上提，腰线出现了起伏！

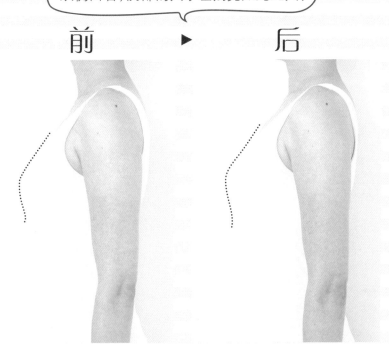

从侧面看，胸部的大小差别竟如此之大！

前 ▶ 后

乳头位置下降，胸部看起来变小了　　　　　乳头位置上提，胸部变得丰满，看起来变大了

MACO 的小贴士

　　胸部其实并不像本人所认为的那么小。考虑到下垂和外扩等因素，只要把胸形调整好就能形成乳沟。

　　另外，由于胸部畏寒，要注重保养，促进其血液循环，这样能放松阻碍胸部发育的肌肉，胸部也因此能够变得更大。

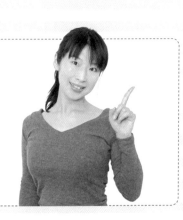

"仅仅一次"就能看到不同，这就是"美乳瘦脸法"的神奇效果

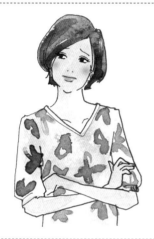

Test Case 2

正常体型的胸部下垂者

S女士

　　我很苦恼，不知道是不是因为胸部太过柔软了，下垂非常严重。虽然有D罩杯，但因为下垂，胸部看起来并没有那么大。

　　我的另一大苦恼是因为胸部太大，经常肩酸。虽然常常因为胸大被人羡慕，但我自己并不觉得这有什么好处。

前 ▶ 后

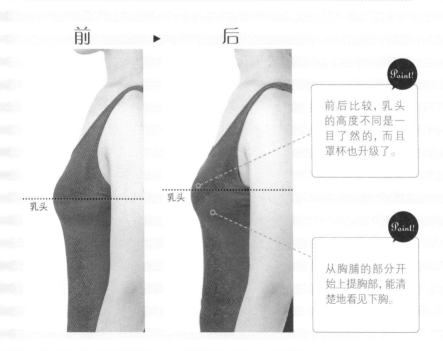

乳头

乳头

Point!

前后比较，乳头的高度不同是一目了然的，而且罩杯也升级了。

Point!

从胸脯的部分开始上提胸部，能清楚地看见下胸。

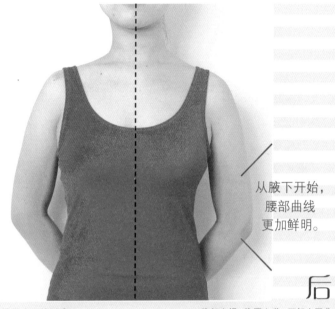

胸部上提后，腰线也发生了变化！

从腋下开始，
腰部曲线
更加鲜明。

前

虽然胸很大，但是因为腰线弧度
小，上身没什么起伏感

▶

后

胸部上提，胸围上升，腰部也因曲
线鲜明而变得更加有型

MACO 的小贴士

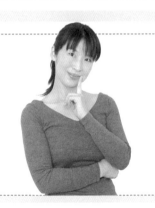

　　胸部柔软是好事，不用太在意。影响
胸部下垂的是背部肌肉的衰退。
　　本来如果胸部柔软的话，应该是不太
会肩酸的，肩酸得厉害是因为不太使用背
部的肌肉，只要加强锻炼就能得到改善。

目 录

第1章

美乳瘦脸体操

用"美乳瘦脸法"打造

丰满而有弹性的胸部

MACO 的胸围

胸部线条的黄金比例

说到美胸的标准，相信不少人会举出"胸大、不下垂、形状优美"等关键词。大小和形状确实很重要，但是完美胸部的标准不仅仅只有这些。

比如，下胸脂肪堆积，并从文胸中溢出，那么即使胸部再大也会魅力减半。相反，如果胸脯消瘦，肋骨凸出，看上去也会不美观。

也就是说，要打造完美的胸部，需要照顾到胸部周围，从整体上下功夫。

"美乳瘦脸法"在丰满胸部和塑造胸形的同时，还能使一些应该紧绷的部位，如下胸、上臂、腰部等，切实地紧绷起来。所以，按这个方法坚持锻炼，上半身的整体轮廓都会发生变化。

因此，对于胸部丰满但下垂，因而看起来显胖的人，我也推荐这个方法。

这个方法的特征之一是效果立竿见影。不少人只接受过一次指导，罩杯就升了一级。依照这个方法自己来做胸部的保养，快的话可以一次见效，如果能持续坚持几周，效果会更加明显。

此处是关键！

乳头
挺拔的美胸的标志是乳头到达上臂中间左右的高度。

胸部
最理想的状态是拥有让人不由自主地想触摸的柔软度和能形成乳沟的分量感。

腰部
纤细的腰身和丰满的胸部共同描绘出富有女人味的身体曲线。

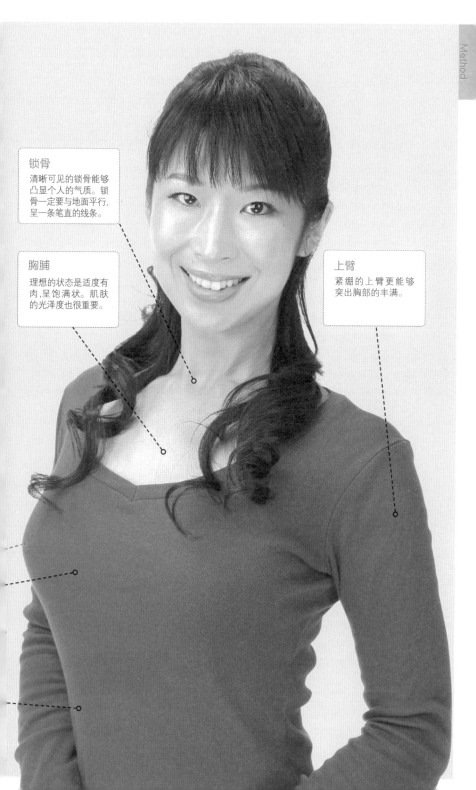

锁骨
清晰可见的锁骨能够凸显个人的气质。锁骨一定要与地面平行，呈一条笔直的线条。

胸脯
理想的状态是适度有肉，呈饱满状。肌肤的光泽度也很重要。

上臂
紧绷的上臂更能够突出胸部的丰满。

即便有了下垂的倾向也不要放弃锻炼！

要怎么做才能使胸部挺拔呢？

胸部是靠韧带和皮肤向上提拉的。胸部下垂的主要原因是韧带和皮肤变松弛了。

相对于人的整个身体，胸部向外突出，比起其他身体部位更容易摇晃。而这种摇晃正是胸部下垂的元凶。即使是上下楼梯这种程度的运动也能使韧带和皮肤被拉长，很容易就造成胸部下垂。

更让人苦恼的是韧带一经拉伸就无法完全恢复原状。所以，为了美丽的胸部，明白不让胸部摇晃就等于不让胸部下垂这一点非常重要。

但是即便胸部已经有了下垂的倾向也没有关系。因为和韧带不同，皮肤每天都能得到再生。

不要再继续摇晃胸部了，切实地保护好胸部，坚持做好皮肤护理，依靠皮肤的力量可以让胸部重新挺拔起来。

此外，支撑着胸部的肌肉同样每天都在发生变化。切记：让胸部走形的肌肉得到放松，锻炼好基础部位，为打造挺拔的胸部而努力。

这两种运动是不行的！

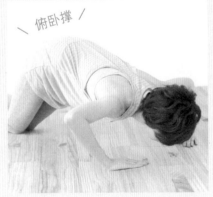

\ 俯卧撑 /

就算胸脯变厚实了，
也无法得到富有女人味的胸部！

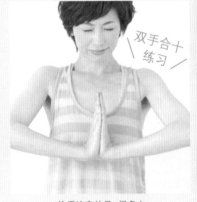

双手合十
练习 /

值得注意的是，很多人
因为做了这种练习，手腕变粗了！

"美乳瘦脸法"的入门知识

丰胸新常识

注意不要过度锻炼胸大肌！

① **放松肌肉是丰胸的基本**

　　说到胸部锻炼，人们倾向于关注胸大肌等肌肉的锻炼。

　　但是比锻炼更为重要的是要放松胸部周围过于紧张的肌肉。

　　因为肌肉过度紧张会把胸部拉向旁边或者下边，阻碍罩杯的升级。

　　仅仅通过放松肌肉也能让胸部恢复原来应该有的分量和形状。

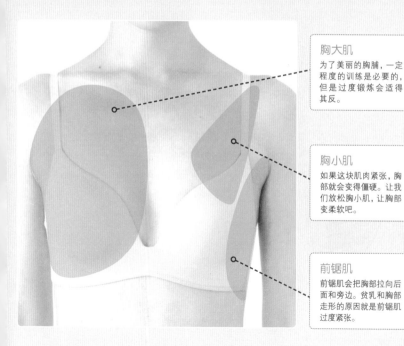

胸大肌
为了美丽的胸脯，一定程度的训练是必要的，但是过度锻炼会适得其反。

胸小肌
如果这块肌肉紧张，胸部就会变得僵硬。让我们放松胸小肌，让胸部变柔软吧。

前锯肌
前锯肌会把胸部拉向后面和旁边。贫乳和胸部走形的原因就是前锯肌过度紧张。

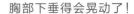

胸部下垂得会晃动了!

用皮肤、韧带和肌肉
让胸部变挺吧!

胸部相对于身体向外突出,之所以不会下垂主要是因为有韧带和皮肤的提拉作用。

韧带和橡胶很像,可以伸缩。但是也和橡胶一样,在毫无顾忌的反复伸缩后,韧带会因渐渐松弛而被拉长。

此外,胸部下垂的另一个原因是随着年龄的增长皮肤也会渐渐失去弹性。

因为韧带是不可能再生的,所以最重要的是不要拉伸韧带,也就是说不要轻易去摇晃胸部。此外,要充分做好皮肤的保湿和护理,保持皮肤的年轻状态。

同时,如果能充分地发挥位于背部的僧帽筋的作用,就可以依靠背肌拉伸带动胸部上挺。经常使用电脑或智能手机的人这块肌肉容易僵硬,要注意保养。

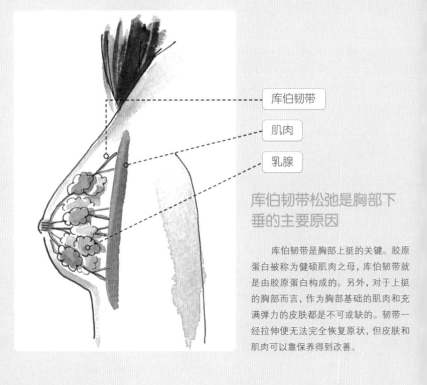

库伯韧带

肌肉

乳腺

库伯韧带松弛是胸部下垂的主要原因

库伯韧带是胸部上挺的关键。胶原蛋白被称为健硕肌肉之母,库伯韧带就是由胶原蛋白构成的。另外,对于上挺的胸部而言,作为胸部基础的肌肉和充满弹力的皮肤都是不可或缺的。韧带一经拉伸便无法完全恢复原状,但皮肤和肌肉可以靠保养得到改善。

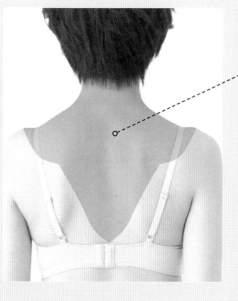

僧帽筋

其实背部筋肉对于胸部挺拔也至关重要

　　僧帽筋从脖子一直延伸到背部。这块筋肉一旦衰退或者僵硬，会使肩部前倾造成驼背，胸部也会随之下垂。相反，如果僧帽筋具有良好的柔韧性，头皮、脸、脖子和肩部都会得到拉伸，胸部自然也会变得挺拔。

胸部受寒会使女性的魅力骤减

③ 促进血液和淋巴的循环

　　血液为身体输送必要的氧气和营养元素，如果血液循环不畅，皮肤和肌肉就会状态不佳，胸部也会受到极大的不良影响。

　　同时，淋巴被称为人体的下水道，淋巴循环凝滞不畅会导致老化废弃物的堆积，减缓新陈代谢，影响皮肤和肌肉的再生。

　　血液和淋巴的循环不畅通，会导致皮肤和肌肉的状态不佳，因此为了拥有柔软的胸部，做好保温，也就是促进血液循环，是非常重要的。

血液　*Keyword*

胸部相对于身体向外突出，特别容易受寒和血流不畅，要多加注意。

淋巴　*Keyword*

淋巴能够聚集和排出新陈代谢过程中产生的老化废弃物。淋巴循环凝滞不畅会对新陈代谢造成不良影响。

淋巴结　*Keyword*

淋巴结是指过滤淋巴中废弃物的部位，淋巴结出现问题会造成淋巴流动不畅。锁骨下有非常重要的淋巴结。

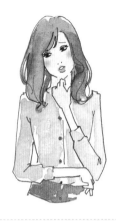

为什么我会
是平胸呢?

因为妈妈的胸部还算比较丰满,在青春期的时候我想胸部迟早会发育,但是成年后我还是平胸。是不是因为我是清瘦型的身材呢?因为很瘦,所以没有下垂的烦恼,但是我想让胸部再变大一点儿。

O女士/第6页

MACO 的建议 —— 请试着调整一下饮食和文胸

虽然也有因为遗传因素导致胸部无法变大的情况,就算是这样也能通过"美乳瘦脸法"和文胸的正确选择、穿戴技巧等使胸部变得更大一点儿。

与其说平胸和清瘦的体型有关,不如说是和让你变瘦的日常饮食密切相关。因为胸部是由脂肪构成的,在饮食中不摄取一定程度的脂肪显然是不行的!

而且,就算胸部很小,也是会下垂的哦!要注意,胸部越小,下垂会越明显。

你有这样的生活习惯吗?

× 在日常饮食中,即使是优质的食用油也会控制摄入量
× 穿露肩(背)式的衣服压迫胸部
× 持续做剧烈的运动

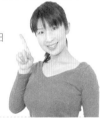

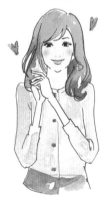

也许是我的日常饮食以蔬菜为主,还有经常穿带有文胸的吊带背心的缘故。

确实,因为专注于减肥,我有意地减少了食用油的摄入!而且因为胸小,我经常穿带有文胸的吊带背心,我会听取MACO老师的建议,去买一个适合自己的文胸。

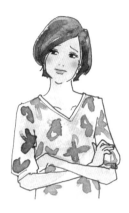

为什么我的胸部会下垂呢?

因为我的胸部比较大，所以一直穿戴有托起效果的文胸，但是胸部还是一年比一年下垂。有的人胸部也很大但胸形很美，是不是因为我选错了文胸呢?

S女士／第8页

*MACO*的建议 —— 你的胸部会晃动吗?

胸大的人胸部确实容易下垂，这是事实。但是，肉眼能看出来的明显下垂是由不良的生活习惯造成的。在家包括睡觉的时候都必须穿戴文胸。

再加上，胸大的人胸部容易摇晃，而摇晃也是胸部下垂的原因，所以一定要选择聚拢和托起效果好的文胸，防止胸部摇晃。

而且，如果胸部疏于保养，受寒、变硬，随着皮肤的衰老，胸部会更加容易下垂。

你有这样的生活习惯吗?

× 在家里不穿文胸
× 穿着普通的文胸参加剧烈的运动
× 包括胸部，容易全身冰凉

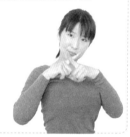

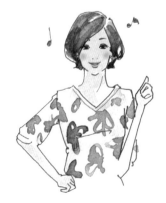

胸部下垂的原因也许是运动中胸部晃动了，我会注意好好穿戴文胸的!

我爱好运动，也经常慢跑，但是运动时都只戴普通的文胸！我的胸部很柔软，但是容易在保湿护理方面偷懒，接下来要好好加油了!

检测一下胸部的下垂程度

从脖子一直延伸到背部的僧帽筋一旦衰退或者僵硬，就算韧带和皮肤仍然保持年轻状态，但因为身体呈前倾状态，无论怎样胸部都会下垂。

为了打造完美的胸部，僧帽筋的保养是必不可少的。因为僧帽筋是"美乳瘦脸法"的关键，所以我把它叫作"美乳瘦脸筋"。

很多女性不良的日常生活习惯导致了"美乳瘦脸筋"的功能退化。为了了解胸部的下垂程度，首先请大家检测一下自己有没有在好好地使用"美乳瘦脸筋"。

测试一

以下选项都是由"美乳瘦脸筋（僧帽筋）"的衰退或者僵硬而引起的问题。首先测试自己符合几项，并打钩。

☐ 肩部和脖子经常酸痛

☐ 锁骨稍微有点儿前倾

☐ 耸肩（肩部向身体内侧缩起的样子）

☐ 出现明显的法令纹、双下巴等，脸部肌肉松弛

☐ 小腹胀起

☐ 用手指按住头皮并转动，头皮基本不动

☐ 脖子很难转动

测试二

以下的体操是"美乳瘦脸法"的其中一节，也可以用来测试有没有在使用"美乳瘦脸筋"。

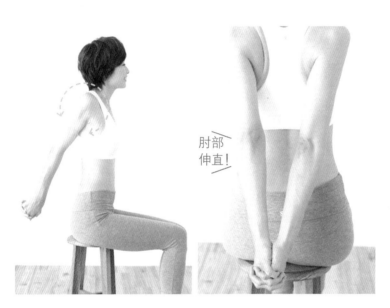

肘部
伸直！

坐在椅子上，伸展手臂，双手在背后握紧。肩胛骨向背部中间靠拢，手掌尽量握紧。保持这个姿势，试着做前后绕肩

你的胸部下垂度是多少？

测试一中有两个选项符合的人，僧帽筋僵硬或者衰退的可能性很大！符合的选项越多，情况越严重。

测试一中没有一项符合，但无法完成测试二的人，说明僧帽筋已经开始衰退了。如果放任不管，测试一中的问题会慢慢出现，所以快用"美乳瘦脸法"加以改善吧！

你做过以下的行为吗？

不尽如人意的胸部和 不良的生活习惯

胸部变小、走形的原因潜伏在你每天的生活习惯中。就算你练习了"美乳瘦脸法"，但是如果你继续这些不良的生活习惯，那么也不要期待会有显著的丰胸效果。在坚持"美乳瘦脸法"的同时，请努力改正下面这些不良的生活习惯。

 过度使用智能手机

有人在使用智能手机的时候容易弓着背，这会造成胸部下垂。而且，长时间保持这种姿势僧帽筋会变得僵硬，时间久了平时的身体姿势也会变差。

使用智能手机的时候，要尽量挺直背部，不要弯曲脖颈。用稍微前倾的姿势使用手机时，也要把重心放在肚脐以下的位置，以减轻背部和颈部的负担。

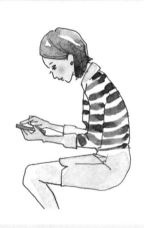

 在家里不穿文胸

胸部对晃动非常敏感。需要注意的是在家里跑动、上下楼梯也会使胸部摇晃并下垂。

另外，睡觉的时候胸部容易走形，必须穿戴睡眠文胸。

市场上有卖束缚力较小的家用或睡眠用的文胸，请大家一定要穿戴起来。

 穿着宽松的文胸做运动

如果做运动的时候穿着聚拢力很弱的运动文胸或者带罩杯的文胸一体型的运动衣，运动中胸部会肆意晃动。

穿着普通的文胸慢跑是大忌！胸大的人甚至要穿上两层聚拢力很强的运动文胸，以减轻在运动中胸部晃动对下垂造成的影响。

NG 爱穿带有文胸的吊带背心或露肩式的衣服

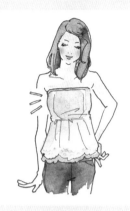

在带有文胸的吊带背心或露肩式衣服人气攀升的同时，胸部下垂的人也明显增多了。穿上带有文胸的吊带背心或露肩式的衣服，胸部不仅容易摇晃，而且会受到压迫，这对胸部的大小和形状都有损害。当然，粘贴式的文胸也是不行的。请一定要穿戴能很好地托起胸部的文胸。

NG 长期保持不良姿势

长期使用电脑或者经常使用智能手机的人，比较容易驼背。这些人的僧帽筋容易僵硬，而且也容易造成血液循环不畅，所以一定要矫正自己的这些不良姿势。

请试着在休息的时候，做一下"美乳瘦脸法"的体操训练。

NG 过度减肥

胸部的绝大部分都是脂肪。保持美丽的胸部需要必要的女性荷尔蒙，而如果脂肪减少，女性荷尔蒙也会随之减少。

在减肥的过程中也要注意摄取优质的食用油和适度的脂肪。鱼和坚果类食物中都含有优质的脂肪。

NG 食用过多的甜食

甜的东西，特别是白砂糖对于人体来说是寒性的食物。正如上文解释过的，对美胸而言保温是关键，受寒是大忌。

另外，包括碳水化合物在内，摄取过多的糖分会导致体内的蛋白质变异，从而产生蛋白质变硬、变脆的糖化反应。人体中保持胸部挺拔的韧带和皮肤都是由蛋白质组成的。为了挺拔的胸部，也请不要过度食用甜食。

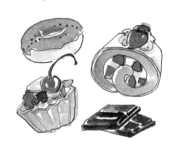

NG 穿不合适的、只重设计感的文胸

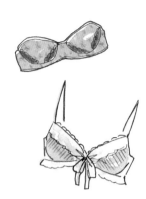

关于这点在第二章会做更加详细的说明，可以说胸部的形状、大小很大程度上取决于文胸。

一定要停止使用压迫胸部的尺寸过小和肩带很细无法很好地支撑胸部的文胸。同时，聚拢效果下降的旧文胸也不要再用了。

NG 驼着背哺乳

虽说要用母乳哺育婴儿，但这并不意味着哺乳一定会造成胸部下垂。而胸部被拉扯、用驼背的姿势哺乳才是造成胸部下垂的原因。通过哺乳枕头调整婴儿的位置，挺直背部进行哺乳能很好地预防胸部下垂。

NG 过度的肌肉训练

针对胸大肌进行过度的肌肉训练，虽然可以让胸脯变得厚实，但是却离大家憧憬的丰满而柔软的胸部越来越远了。我在做职业拳击手的时候，胸部也非常硬实。

就算不是运动员，连续做几十次的俯卧撑或者背部肌肉运动也会对胸部产生很大的影响，还是停止这些胡乱的筋肉训练比较好。将它转换成"美乳瘦脸法"吧！

NG 躺着哺乳

躺着哺乳是胸部下垂的重要原因。就算觉得麻烦也一定要坐起来，用正确的姿势哺乳。

另外，有的妈妈反映孩子已经断奶了，但是"因为躺着哺乳，胸部已经下垂了"！没有关系，请不要灰心。"美乳瘦脸法"可以帮助大家恢复！

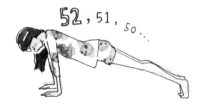

NG 洗澡时经常简单地淋浴就结束

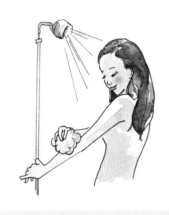

脂肪有维持人体体温的作用，但是一旦受寒很难再变暖。所以，应该在浴缸里悠闲地泡澡，直到胸部深处也变得温暖起来，这点非常重要。

就算是夏天，胸部也会因为空调而受寒，所以我并不建议洗澡的时候只是简单地淋浴就结束。即使不是很烫的水，只要好好地泡澡，也能做到胸部的保暖。

NG 趴着睡觉

如果趴着睡觉，胸部理所当然地会受到挤压。不趴着睡就睡不着的人可以尝试着利用一下抱枕。抱枕可以使你产生安心的感觉从而帮助入睡。或者，选择适合自己的枕头，这样用其他姿势也能够很好地入睡。

NG 熬夜造成的睡眠不足

身体会在睡觉的时候成长。为了更好地促进皮肤和肌肉的发育，充足的睡眠是必不可少的。另外，如果睡眠不足，容易造成荷尔蒙失调，甚至发胖，所以为了拥有更加健康协调的身体，我们必须重视睡眠。

对于身体而言，最适宜的睡眠时间是7个半小时，因此让我们以此为目标保证充足的睡眠。晚上11点前睡觉，可以保证睡眠的质量，所以请尽量做到早睡早起。

NG 压力的不断累积

女性荷尔蒙参与了塑造富有女人味且柔软圆润的女性身体的全过程。而对于丰满的胸部而言，女性荷尔蒙的重要作用更是不言而喻。压力会严重破坏女性荷尔蒙，所以无论多忙都要用休假放松等方式有效地化解压力。

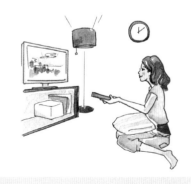

放松、紧致、顺畅

"美乳瘦脸法"是我为了塑造自己理想的胸部而发明的方法。

在这之前我也试过各种各样的方法，但始终没能遇到能令我信服的理论，所以我干脆就在反复研究的同时自己进行思考。

我原本是一名职业拳击手、健身教练，是以运动为专业的体育宅女，我彻底地研究过胸部的构造，经过反复训练才创造了这种方法。所以，我非常自信这种方法是既"简单"又"有效"的。

"美乳瘦脸法"能同时做到"放松、紧致、顺畅"，精减了步骤却达到了多重的复合效果。

"放松"指的是放松那些阻碍胸部变大、导致胸部走形的僵硬的肌肉。

"紧致"指的是通过锻炼将上臂、腰部等应该纤细部位的肌肉变得紧致。

而"顺畅"指的是为了做好胸部保暖、消除浮肿、排出老化废弃物，保持淋巴和血液循环的顺畅。

通过同时实现以上3点要求，就像刚才所介绍的那样，我们就能够打造出整体协调的完美胸部。

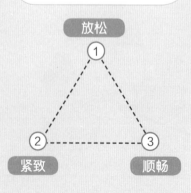

"美乳瘦脸法"的
三大支柱

放松
① ② 紧致 ③ 顺畅

达到这3个目的，可以实现相乘的效果

如果肌肉僵硬那么血液流动也会受阻，如果一边放松肌肉一边进行锻炼，效果会更好！如果血液流动顺畅，那么肌肉所必需的营养元素和氧气也更容易送达，同时也会增强紧致的效果。通过各自的相乘效果，我们很快就能拥有理想的美胸！

"美乳瘦脸法"的效果

加油！以实现3个罩杯的升级为目标

很多人的一些生活习惯会对胸部产生不良影响，改正这些习惯，坚持实行"美乳瘦脸法"，实现3个罩杯的升级将不再是梦。

有的人因为胸腺很小，胸部不能变得很大，但是对于这种情况，通过测试发现胸部几乎都能变大1~2个罩杯。其中也有胸部向中间聚拢后，视觉上看起来明显变大了的原因。

下垂的胸部也变紧致了！胸部变挺拔了

有些肌肉会把胸部拉向旁边或下边而使它下垂，我们要做的首先是要放松这些肌肉，再通过锻炼背部肌肉，增强肌肉向上提拉胸部的作用，使胸部变挺拔。

不只是让乳头上挺，而要让乳头的位置恢复到它原本应该有的高度，从而在视觉上让美丽更上一层楼。胸小的人也可以立志成为美胸丽人！

让人想要触摸的柔软胸部

丰满而有弹性的柔软度也是胸部的魅力之一。胸部足够柔软，会更容易形成乳沟，另外，也不会有左右胸大小不对称的问题。

虽然说胸大的人更容易肩酸，但是事实上如果胸部变得柔软了，就能够减轻肩部酸痛。

让你的手腕和腰部变得纤细紧致，拥有性感的上半身

富有女人味的身体是整体协调的。比如，胸部很大，但是上臂和腰部很粗的话，性感度就会大打折扣。

"美乳瘦脸法"致力改善胸部的整体比例，其优势之一就是使这些应该要纤细的部位切实地变得紧致。"美乳瘦脸法"就是进行以胸部为中心的全身美容。

可以让脸部小巧而紧致

"美乳瘦脸法"是以日语中的美乳（"おっぱい"）和小脸（"こがお"）两个单词的拼接来命名的，形象地表明这个方法同时具有瘦脸和美乳两种功效。

相信有人会质疑："为什么能瘦脸呢？"这是因为胸部和脸是通过脖子相连接的。

脸部松弛的人，胸部自然也会下垂，而探究一下脸部松弛的根源，会得到"背部"这个关键词。

也就是说，"美乳瘦脸法"重点强化背部肌肉的僧帽筋，自然就能达到瘦脸的效果。

因此，这里所说的瘦脸和美乳不是通过不同的方法来实现的，而是在积极做胸部保养的同时，自然地达到瘦脸的效果，这就是"美乳瘦脸法"最大的优势。

之前我说过胸部的整体比例非常重要，而上半身当然也包括脸部。

如果脸部变得紧致而小巧了，相应地胸部看起来也就显得大了。要实现美乳和瘦脸，背部的僧帽筋是关键。如果能充分使用僧帽筋，拉伸背肌，头皮、脸部、胸部都会向背部的方向拉伸，从而得到小巧的脸庞和上挺的胸部。

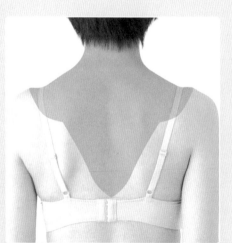

僧帽筋也就是"美乳瘦脸筋"，充分发挥作用的话，绝对是好处多多的！

脸
僧帽筋从背部开始拉伸头皮和脸部，从而形成轮廓清晰的小脸。

胸
姿势变端正后，锁骨也矫正过来了，胸部自然也会变挺拔。

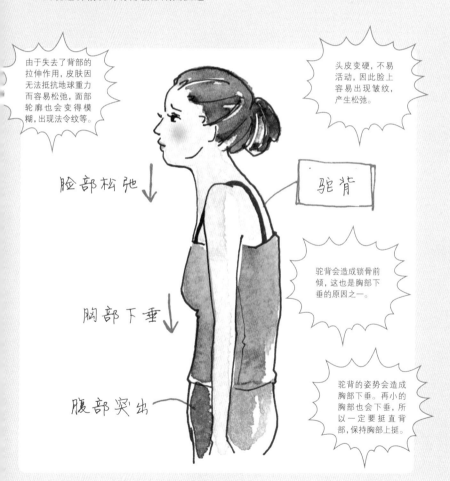

下垂的胸部和松弛的脸部是配套的！

胸部下垂和脸部松弛的主要原因是驼背。而驼背则是因为僧帽筋松弛、僵硬而渐渐失去了牵引力。

出现这种情况时背部会形成圆弧造成驼背，不仅显老，而且小腹突起、下巴向前突出，站姿也会变得不雅。快用"美乳瘦脸法"来改善这种状况吧！

由于失去了背部的拉伸作用，皮肤因无法抵抗地球重力而容易松弛，面部轮廓也会变得模糊，出现法令纹等。

头皮变硬，不易活动，因此脸上容易出现皱纹，产生松弛。

脸部松弛↓

驼背

胸部下垂↓

驼背会造成锁骨前倾，这也是胸部下垂的原因之一。

腹部突出

驼背的姿势会造成胸部下垂。再小的胸部也会下垂，所以一定要挺直背部，保持胸部上挺。

19

让我们来做
美乳瘦脸体操吧！

那么，让我们正式开始练习"美乳瘦脸法"吧。

这种方法由体操和按摩两部分构成。

没有特别严格的规定，放松心情，一边愉快地享受，一边开始做操吧。

"美乳瘦脸法"有以下两个要素

Method ❶

Exercise
体操

和美乳有关的肌肉都会涉及。美乳的基础工作就是放松容易僵硬的肌肉，锻炼需要强化的肌肉。另外，还要按摩淋巴，以达到容易排泄老化废弃物的状态。

Method ❷

Massage
按摩

放松阻碍胸部变大的肌肉，进而揉开胸部本身，使它变得柔软，做好胸部周围的保养。努力打造富有女人味的丰满而有分量感的胸部。

"美乳瘦脸法"的规则

Rule ❶

没办法一次性做完一整套训练也没有关系

做操后加速了血液流动，这时揉开胸部是最有效的，但是如果没有时间做一整套的话，将体操和按摩分开来做也没有关系。同样地，也可以把体操的动作一个一个分解开，在空闲的时候做。

Rule ❷

洗澡时血液流动较快，要充分利用这个时机

随时都可以实施"美乳瘦脸法"，洗澡时做效果更佳。我们可以在洗澡前先做体操，洗澡时进行胸部按摩，因为此时胸部的血液循环较好，洗完澡后再做完整的一套体操和按摩。体操有助于解除肌肉僵硬，在上班休息的时候也可以做。

Rule ❸

月经期和妊娠期要休息

因为月经期的第1~2天和妊娠期，碰到乳头子宫就会收缩，所以这段时间最好休息。在不会对身体造成负担的情况下，可以做体操。另外，在饮酒的情况下，体操和按摩都不宜进行。

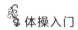

舒缓流畅地准备体操

这节体操首先可以舒缓肋间肌。

肋间肌是指肋骨和肋骨之间的肌肉，呼吸时很自然地会用到这部分肌肉。

随着年龄的增长，肋间肌容易僵化，因此呼吸也会变浅。

呼吸变浅后，氧气的吸入量会变少，血液流通不畅，身体更容易受寒。

另外，腹部不要鼓胀，大口地进行胸式呼吸时，胸部在充分地扩张后会显大。所以，为了让胸部更美，保持肋间肌的柔韧性非常重要。

同时，这节体操可以刺激腋下的腋窝淋巴结，帮助易凝滞的淋巴顺畅地流动。淋巴被称为人体的下水道，淋巴循环凝滞不畅不仅会造成身体浮肿，还会影响女性荷尔蒙的分泌，所以一定要保持淋巴的顺畅流动。

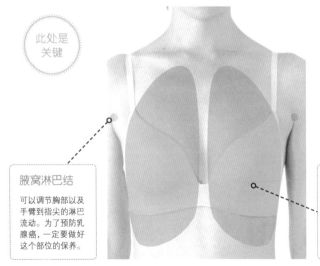

此处是
关键

腋窝淋巴结

可以调节胸部以及手臂到指尖的淋巴流动。为了预防乳腺癌，一定要做好这个部位的保养。

肋间肌

是指每两根肋骨之间的肌肉，因为压力造成呼吸变浅，这也会成为肋间肌僵化的原因。

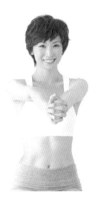

① 双手手掌紧握，手臂笔直伸向前方

左右手十指紧扣，手臂笔直伸向前方。同时，尽量挺直背部，时刻注意保持正确的姿势。

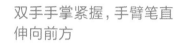

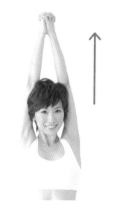

② 保持双手握紧，双臂伸直举在头顶正上方

吸气，把双臂举在头顶正上方。尽量和身体保持在一条直线上，手臂伸直后，呼气，手臂再次尽力向更上方拉伸，保持这个姿势呼吸3次。

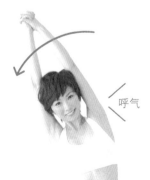

呼气

③ 一边拉伸手臂一边侧倾身体，刺激腋窝淋巴结

呼气，身体侧倾。这时，侧倾方向的手要像把另一只手拉过去的感觉，充分地做拉伸运动。保持这个姿势呼吸3次，吸气，恢复到笔直站立的姿势；呼气，向另一侧重复侧倾身体的动作。

打造纯天然的罩杯

这节体操可以起到伸展胸大肌和胸小肌的作用。

胸大肌如果锻炼过度，胸脯会变厚实，但是因为胸大肌也是支撑胸部的基础，所以一定程度的锻炼是必需的。另外，富有弹性的美丽胸脯也离不开胸大肌。

胸小肌是向上拉伸并保持胸部上挺所必需的肌肉。

长时间用不良姿势使用电脑或手机，会造成背部僵硬，姿势前屈，胸大肌和胸小肌都会因此变得僵硬、紧张。而且这些肌肉如果紧张的话，就算放松背部的僧帽筋，也难以恢复正确的姿势。因此要好好地放松胸大肌和胸小肌，这样才能打造挺拔的胸部。

下一步要开始锻炼胸大肌了，但是在这之前不好好放松肌肉的话，体操的效果也会大打折扣。所以，为了保证下一步锻炼的效果，必须要好好地做伸展运动。

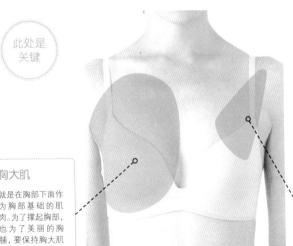

此处是关键

胸大肌
就是在胸部下面作为胸部基础的肌肉。为了撑起胸部，也为了美丽的胸脯，要保持胸大肌的柔软度。

胸小肌
在胸部上方，是提拉胸部的肌肉。只是放松胸小肌，胸部的形状就会发生改变，变得挺拔有型。

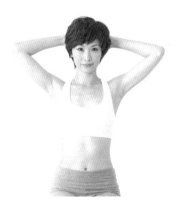

(1)

十指紧扣,双手握于脑后,尽量打开双臂

十指紧扣,双手握于脑后。努力使双臂保持在一条直线上,尽量打开双臂。要挺胸直背,采取正确的姿势至关重要。

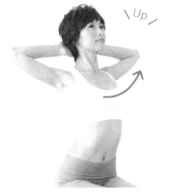

\ Up /

(2)

以乳头朝向天花板的姿势使身体向后仰

吸气,打开双肘,抬起下巴,视线朝上。有意识地把乳头朝向天花板的方向,身体后仰。保持这个姿势呼吸3次。

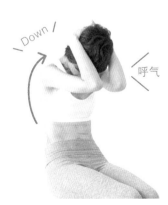

\ Down /

呼气

(3)

像想要看清肚脐似的曲背

身体恢复到①的姿势,呼气,像想要看清肚脐似的曲背。这时要放松肩部,注意不要缩紧脖子。保持这个姿势呼吸3次后,恢复到①的状态。

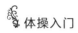

用胸大肌来打造美丽的胸脯

这节体操可以锻炼胸大肌。

虽说要锻炼胸大肌，但是不同的锻炼效果不同，如果对胸大肌施加过多的负担，有可能造成肌肉凸起，使胸部过于强壮。

所以，女性在锻炼胸大肌的时候需要选择和男性不同的锻炼方法。

比如说，这种锻炼如果在健身房会用到健身器械，真正意义的健身锻炼会用到哑铃，但是为了美乳的话，不需要对胸大肌施加这么多的负担。

女性如果要锻炼胸大肌，做这个体操已经足够了！

顺便提一下，说到提升罩杯，很多人都会推荐做俯卧撑，但是俯卧撑做得太多会形成男性化的肌肉，还有可能让肩膀变得结实，看起来非常强壮。这点需要引起注意。

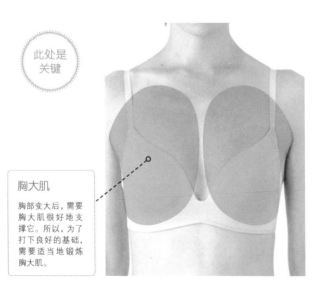

此处是关键

胸大肌

胸部变大后，需要胸大肌很好地支撑它。所以，为了打下良好的基础，需要适当地锻炼胸大肌。

做 3 组

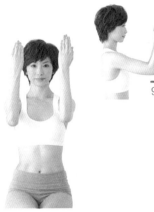

90°

① 肘部呈直角，向上弯曲手臂

肘部弯曲成直角，上臂举到和地面平行的高度。

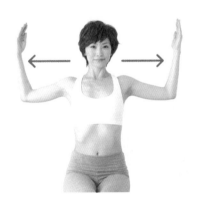

② 手臂用力打开，和肩膀呈一条直线

吸气，手臂横向打开，两侧肩胛骨向后靠拢，手臂尽量打开，和肩膀呈一条直线。

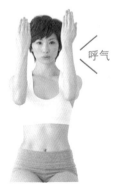

呼气

③ 呼气，恢复到原来的姿势

呼气，恢复成使胸部向中间聚拢的①的姿势。重复①~③的动作，做3组。诀窍是缓慢、仔细地做这组动作。

放松美乳瘦脸筋

放松美乳瘦脸筋，也就是僧帽筋，可以说是"美乳瘦脸法"最重要的一点。

很多长时间使用电脑或行走姿势不好的人都存在僧帽筋僵硬的问题。

僧帽筋变僵硬造成驼背后，胸部会下垂，并因受压迫而变小。

而且僧帽筋变僵硬后，由筋膜（覆盖在骨骼和肌肉上的膜）连接的头皮和脸也会失去活力，进而造成脸部皮肤松弛等

问题。

僧帽筋僵硬不仅影响外貌，还会导致肩膀或脖子酸痛。反过来说，如果有人肩膀或脖子有慢性酸痛，很有可能是由僧帽筋僵硬造成的。

由僧帽筋僵硬造成的问题，不仅局限于胸部，还会影响到身体各方面，一定要好好地放松僧帽筋。在工作或做家务的间隙只做这一步也是可以的。

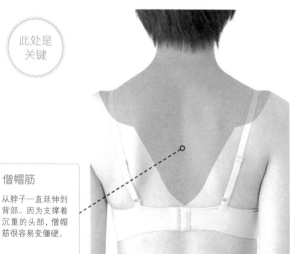

此处是关键

僧帽筋

从脖子一直延伸到背部。因为支撑着沉重的头部，僧帽筋很容易变僵硬。

肩部单独做8次
双手握紧做8次

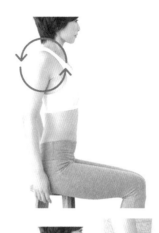

① 肩胛骨相互靠拢，只用肩部向后绕转

只用肩部向后绕转8次。重点是左右肩胛骨相互靠拢，并大幅度地绕肩。这在接下来的步骤中也是非常重要的，请找到绕肩的感觉。

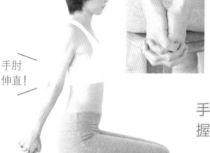

手掌相叠，握紧！

手肘伸直！

② 手臂伸直，左右手在背后握紧

手臂伸直，双手在背后握紧。有意识地尽量使左右手的手掌紧紧地贴在一起。

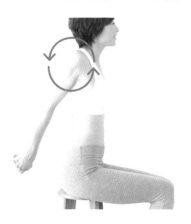

③ 手握紧，手臂伸直，肩膀向后做绕肩

一边回忆①的感觉，一边保持双手握紧，向后绕肩8次。没办法做好绕肩动作的人，重新做一下步骤①找找感觉。还是做不到的人也没有关系，随着做操次数的增加，慢慢地就可以做到了。

强化美乳瘦脸筋

　　这节体操可以提高美乳瘦脸筋，也就是僧帽筋的柔韧性。

　　也许大家会问："怎么又是僧帽筋啊？"前面一节体操进行的是僧帽筋的放松练习，完成僧帽筋的准备运动后，现在要收缩僧帽筋，把胸部一点点不断地向上提拉。

　　僧帽筋变柔软后，能很好地支撑肌肉，靠筋膜相连接的头皮、脸部和胸部都会受到向后的拉伸力，从而向上提起。

　　也就是说，这能够使脸部线条变得更加清晰，达到瘦脸效果，胸部也变得挺拔，所以僧帽筋的强化训练是非常关键的。

　　胸部较大的人容易因为胸部的重量而身体前屈，注重锻炼僧帽筋可以使行走和坐立时的姿势变好。

　　做这节体操可以减轻因胸部的重量而造成的肩部酸痛，在工作间隙做可以让身体放松。

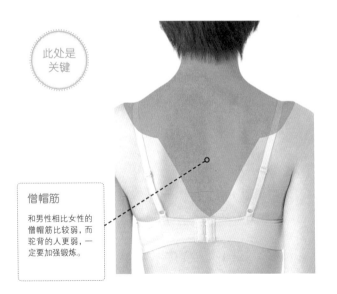

此处是关键

僧帽筋

和男性相比女性的僧帽筋比较弱，而驼背的人更弱，一定要加强锻炼。

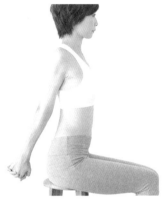

① 手臂伸直，双手在背后握紧

像第4节一样，手臂伸直，双手在背后握紧。有意识地尽量使左右手的手掌紧紧地贴在一起！

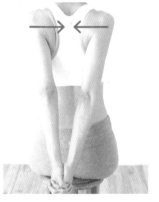

② 左右肩胛骨进一步向中间靠拢

左右手手掌紧贴后，左右肩胛骨自然会靠拢，伸展胸部，努力让左右肩胛骨进一步向中间靠拢，像要紧紧贴合在一起似的。

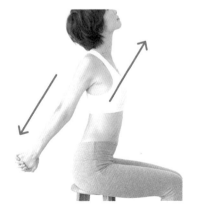

③ 手臂向下拉伸，胸部朝向天花板的方向

手臂向下拉伸，视线朝上，胸部朝向天花板的方向，保持这个姿势呼吸3次。这个动作是通过刺激甲状腺来促进生长激素的分泌，也有利于颈部保养，减少颈纹。

刺激深层淋巴结

　　淋巴可以分为在皮肤下流动的浅层淋巴和在肌肉之间与内脏附近流动的深层淋巴。

　　浅层淋巴只要轻轻按摩就能促进它的流动，但深层淋巴需要用力按压，或活动肌肉才能促进它的流动。

　　这节体操就是为了刺激腋下的深层淋巴结。

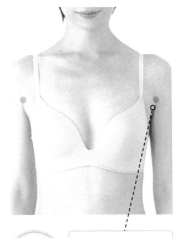

此处是关键

腋窝淋巴结

腋窝淋巴结是影响胸部周围血液流动的深层淋巴结，位于腋下的凹陷处。

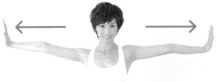

缓慢地做 1 次

双臂向左右伸开，用力做推压的动作

　　将双臂伸直，横向展开。手臂举至和地面平行的位置。手掌立起，像推墙按壁一样向左右方向伸展手臂。持续做推按的动作，直到腋下有微微酥麻的感觉。保持这个姿势呼吸3次。

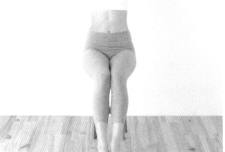

体操入门　　　*Exercise* **7**

让上臂更加紧致纤细

上臂就在胸部的旁边，如果上臂变得紧致、纤细了，能更突出胸部的分量感。要达到使上臂变纤细的目标，需要通过运动来减少脂肪，增加肌肉使它变紧致，同时还必须消除浮肿。其实手臂的重量非常重，两只手臂合起来的重量相当于一个人体重的1/10。所以，很多时候是因为手臂自身的重量而产生疲劳，造成其浮肿。

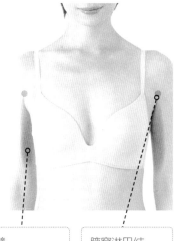

此处是关键

上臂

上臂后缘即大臂内侧腋窝下边，经常生出两片赘肉，被称作"蝴蝶袖"，容易变形，要通过运动让它变得紧致。

腋窝淋巴结

这节体操也会刺激腋窝淋巴结，可以促进手臂的淋巴循环，改善浮肿。

缓慢地做 1 次

手臂向后伸直，手掌尽量向天花板方向抬起

将手掌朝上，手臂向后伸直，手掌像要按向天花板一样用力摊平。这时，身体会向前倾，但注意不要驼背。保持这个姿势呼吸3次。

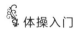

放松肩胛骨

　　那些行走和坐姿不好的人，肩胛骨周围的肌肉更容易僵硬，变得不太灵活。肩胛骨可活动的区域变小后，便很难再恢复正确的姿势，所以要好好地放松肩胛骨。

　　因为促使肩胛骨活动的是僧帽筋，姿势端正，很少肌肉僵硬的人，只要做了之前的放松僧帽筋的运动，就能很容易地活动肩胛骨。

　　但是，因为压力（压力会使背部的肌肉紧张）和不当的姿势，很多人都深刻地感觉到肩胛骨周围的肌肉变得僵硬、紧张，这种情况就更加需要好好地放松肩胛骨了。

　　之前已经教过了如何放松僧帽筋，通过锻炼肩胛骨就能够达到灵活自如的状态了。

　　有的人肩胛骨不是很明显，背部脂肪堆积是一个原因，也很可能是因为不良的姿势使肩胛骨埋进去了。

　　因此，如果放松周围的肌肉，就会浮现出漂亮的肩胛骨，让你成为背影美女。

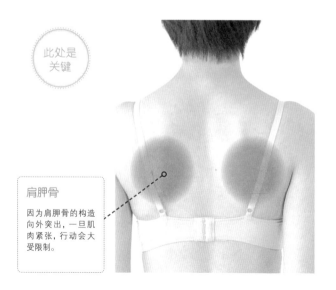

此处是关键

肩胛骨

因为肩胛骨的构造向外突出，一旦肌肉紧张，行动会大受限制。

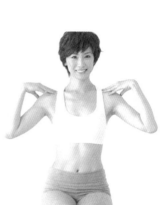

向前 8 次
向后 8 次

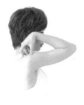

(1)

抬高肘部，把手放在肩上

抬高肘部，将指尖搭在肩上。这时，注意不要驼背，挺直背部，保持正确的姿势。

咻

(2)

一边出声，一边大幅度地
快速绕肩

一边喊"咻"，一边呼气，用力、快速地绕肩。有意识地尽量大幅度地绕肩。向前做8次，向后做8次。

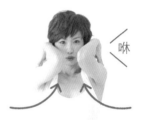

(3)

要快速、大幅度地绕肩

手肘绕到前面的时候，两个手肘要像要撞在一起一样靠近；手肘绕到上方的时候，要竖起朝向正上方，大幅度并且快速地绕转。

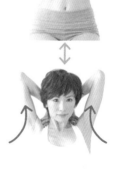

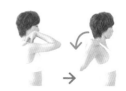

从这里开始加速

放松僵硬的肌肉

接下来就要放松僵硬的肌肉，聚拢外扩的胸部。

首先要放松的是胸小肌。向上提拉和聚拢胸部，离不开胸小肌。

胸小肌如果僵硬、紧缩，锁骨也会受它牵引，加速胸部下垂。

关于僧帽筋僵硬会造成驼背这一点之前已经说明过了，而一旦驼背小胸肌也会紧缩，加剧身体前曲，造成肩部内缩、呼吸变浅等等，姿势会变得更加不好。

而且，胸小肌靠近腋窝淋巴结，周围的淋巴管也很多，胸小肌僵化后，淋巴的流动会变差，血液循环也会因此受阻，导致出现不必要的身体浮肿。

只是充分放松胸小肌，胸部的形状就会发生变化，所以一定要重视这块肌肉的放松。

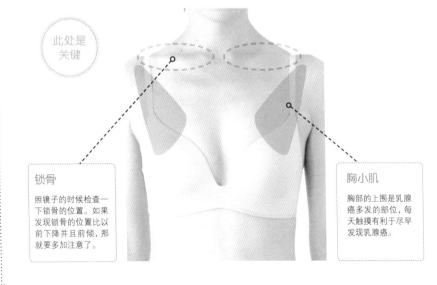

此处是关键

锁骨
照镜子的时候检查一下锁骨的位置。如果发现锁骨的位置比以前下降并且前倾，那就要多加注意了。

胸小肌
胸部的上围是乳腺癌多发的部位，每天触摸有利于尽早发现乳腺癌。

左右各 1 分钟

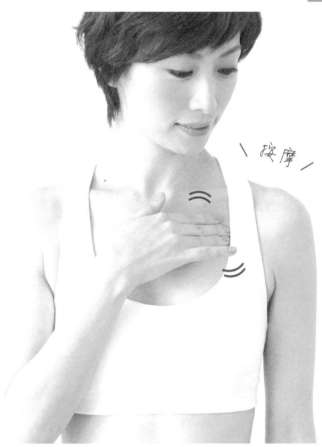

\ 按摩 /

放松锁骨下方按压后感觉
到疼痛的地方

放松的重点部位

锁骨正中稍微靠下的位置，按压后感觉到疼痛的地方是需要放松的重点部位。用手指来回揉按进行放松。手指一点点地挪动，每边各揉按 1 分钟左右。

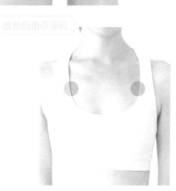

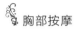

放松离乳肌

这里要放松的是身体侧面的前锯肌。

也许有些人还是第一次听说前锯肌。就像名称中的"锯"字一样，前锯肌是像锯子一样呈锯齿状的肌肉，和胸大肌、胸小肌一样是胸肌的一部分。

使用手臂时必须要用到前锯肌，经常进行鼠标操作等比较精细的活动时，容易产生疲劳而使前锯肌僵硬，所以常用鼠标的那只手的前锯肌容易僵化。

前锯肌和美乳有什么关系呢？如果前锯肌僵硬，胸部会被拉向两边。如果这种状态一直持续的话，胸部自然会下垂。

而且，前锯肌僵硬还有一个坏处就是如果胸部外扩了，那么好不容易变软的胸部也很难变大。

如果想让胸部变大、乳沟变深、胸形变美的话，放松前锯肌至关重要。

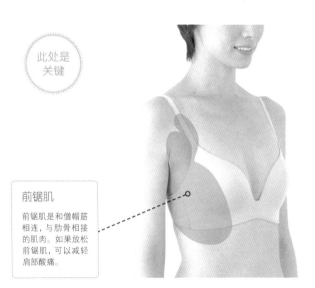

此处是关键

前锯肌

前锯肌是和僧帽筋相连，与肋骨相接的肌肉。如果放松前锯肌，可以减轻肩部酸痛。

左右各 1 分钟

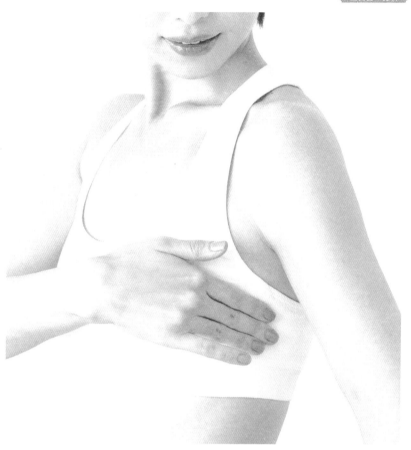

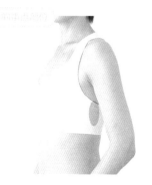

放松胸部正侧面的前锯肌

放松前锯肌的正中间,也就是胸部正侧面的部位。身体侧面稍微靠前,胸部隆起的边缘,高度在乳头稍微向下一点儿的位置,放松这个部位是关键。用指尖揉按、放松此部位。揉按的中心变换 2 ~ 3 次后,左右两侧各揉按约 1 分钟。

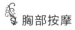
放松垂乳肌

　　这里要放松的肌肉，和前一节一样是前锯肌。

　　在前一节中说过前锯肌僵硬会把胸部拉向两边，使胸部下垂，而如果前锯肌下方变僵硬了，会把胸部往下拉，直接造成胸部下垂。

　　同时，前锯肌也是活动肩胛骨时非常重要的肌肉。就像前文说明过的，要恢复正确的姿势，向上提拉胸部，必须让肩胛骨活动自如。

　　而且如果前锯肌僵化，呼吸会变浅，也会对血液流动造成不良影响。

　　放松前锯肌不仅能聚拢、上提胸部，还有很多其他的好处，所以这是必不可少的一个步骤。

　　放松前锯肌后，肩部酸痛会减轻，也不容易引发肋骨神经痛。特别是对于胸部较大的人来说，这块肌肉很容易僵硬，一定要好好放松。

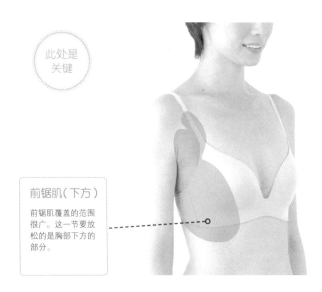

此处是
关键

前锯肌(下方)

前锯肌覆盖的范围很广。这一节要放松的是胸部下方的部分。

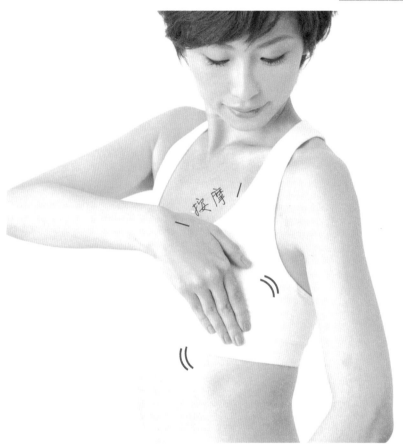

左右各1分钟

按摩

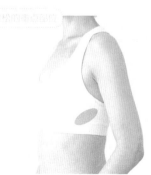

胸部下方，靠近身边侧面
的部分要仔细地揉开

　　用指尖揉按、放松胸部下方隆起部分的边缘，靠近身体侧面的位置。变换位置2~3次，揉按1分钟左右。

聚拢外扩的胸部

　　为了使胸部变大，方法之一就是移动体侧或背部的脂肪。但是事实上脂肪是不会移动的。

　　如果脂肪可以移动的话，那么体内的脂肪在重力的作用下都会垂到脚下。

　　虽然脂肪不能移动，但因为包裹着脂肪的皮肤可以再生，所以如果愿意花时间，那么脂肪可以和皮肤一起慢慢地发生移动。

　　也就是说，如果只是溢出文胸外扩的部分脂肪，是可以把它变成胸部的一部分的。

　　虽然如此，但如果胸部或者胸部周围变硬了，就会很难移动这部分脂肪。

　　这一节按摩的目的就是为了使胸部变软，然后使脂肪和皮肤一起向胸部聚拢。

　　这时，为了塑造优美的胸形，关键在于把胸部托举到比较高的位置后再聚拢。

　　一定要注意，如果不好好托举的话，有可能会造成胸部下垂。

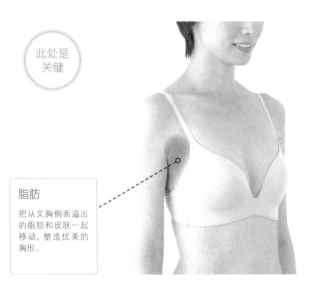

此处是
关键

脂肪

把从文胸侧面溢出的脂肪和皮肤一起移动，塑造优美的胸形。

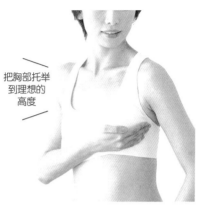

把胸部托举
到理想的
高度

① 为了到达理想的高度，要从下面托起胸部

为了使乳头到达理想的高度，要从下面托住并支撑起胸部。

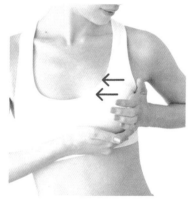

② 把向旁边外扩的胸部聚拢回来

用一只手托起胸部，用另一只手的拇指把向旁边外扩的胸部拨回到正确的位置。重复这个动作30秒~1分钟。

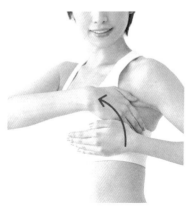

③ 用反方向的手再次拨回外扩的胸部

一边确认乳头的位置，一边换一只手托起胸部。用另一只手的全手掌把外扩的胸部往里拨。这个动作也重复30秒~1分钟。

"美乳瘦脸法"的总结

已经熟悉这个方法,但想要确认动作顺序的时候,
请参考这一页来做。

Exercise

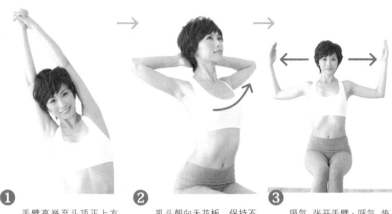

1 手臂高举至头顶正上方,保持不动呼吸3次。身体左倾,保持不动呼吸3次。右边同上。

2 乳头朝向天花板,保持不动呼吸3次。之后弯曲背部,保持不动呼吸3次。

3 吸气,张开手臂;呼气,恢复原状。做3个回合。

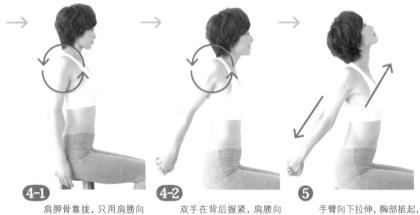

4-1 肩胛骨靠拢,只用肩膀向后绕转8次。

4-2 双手在背后握紧,肩膀向后绕转8次。

5 手臂向下拉伸,胸部挺起,朝向天花板,保持不动呼吸3次。

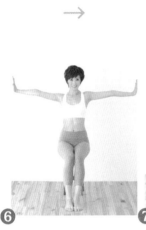

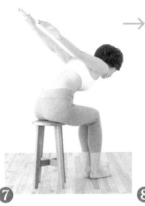

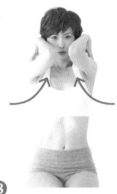

⑥ 两臂左右张开，像要推按墙壁一样用力，保持不动呼吸3次。

⑦ 手掌像要按向天花板一样用力，保持不动呼吸3次。

⑧ 一边喊"咻"，一边大幅度做绕肩运动，前后各8次。

Massage

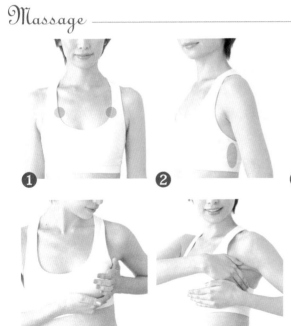

❸ 第一节要放松的重点部位都用指尖揉按放松。

4-2 把胸部托举到适当的位置，把向身体两侧外扩的胸部拨回到正确的位置。

知晓胸部大小变化的周期

遵循女性不同的生理周期,胸部的大小也会随之发生变化。从月经快要结束到排卵日为止,是正常的状态。从排卵日开始到月经期间,胸部会肿胀并变大。

这是因为受到一种叫孕酮的女性荷尔蒙的影响。孕酮的作用是使身体进入储备状态,以创造有利于受孕的条件。通过储备充足的水分,孕酮能使子宫内膜变厚、变软,同时也使乳房因为水分积聚而肿胀。

另外,月经前容易便秘的人,也是因为受到孕酮的储备功能的影响。

知晓诸如此类的胸部周期是非常重要的。通过了解每个生理周期时胸部的状态,可以提升应对胸部变化的敏感度,从而有助于尽早发现乳腺癌。

如果要定期做胸部的自查,我推荐在月经之后胸部变软的时候进行。

同时,一定要在胸部胀大的生理期前选择文胸。

第2章

为塑造持久定型的美乳

巧妙运用文胸保持胸部上挺

要认识到文胸就是第二层皮肤

在第一章中介绍了"美乳瘦脸法"，接下来第二章要讨论的是虽然胸部和罩杯变大了，但如果挑选的文胸不合适或穿戴方式不当也会很大程度地影响之后的胸形。

⸎⸎⸎⸎⸎⸎⸎⸎⸎⸎⸎⸎⸎⸎⸎⸎⸎⸎⸎⸎

实施"美乳瘦脸法"后，胸部会变软、变大，但如果选错了文胸，反而会使胸部下垂。

⸎⸎⸎⸎⸎⸎⸎⸎⸎⸎⸎⸎⸎⸎⸎⸎⸎⸎⸎⸎

相信很多人都会在精确地测量胸围后，再穿戴尺寸合适的文胸。但是尺寸合适的不一定就是适合胸部的好文胸。

因为如果文胸完全没有空隙，也就不能提供胸部变大所需要的成长空间了。

⸎⸎⸎⸎⸎⸎⸎⸎⸎⸎⸎⸎⸎⸎⸎⸎⸎⸎⸎⸎

而且因为胸部相对整个身体向外凸出，却没有骨骼支撑，特别容易下垂和走形。为了能让胸部很好地定型，尤其需要发挥被称为"第二层皮肤"的文胸的支撑作用。

很多人一到家就脱掉文胸，这是造成胸部下垂的一个重要原因。

⸎⸎⸎⸎⸎⸎⸎⸎⸎⸎⸎⸎⸎⸎⸎⸎⸎⸎⸎⸎

如果想要保持美好的胸形，在家的时候就不用说了，睡觉的时候也要戴着文胸。

⸎⸎⸎⸎⸎⸎⸎⸎⸎⸎⸎⸎⸎⸎⸎⸎⸎⸎⸎⸎

特别是在放松的时候，要注意不要让胸部周围的血液流通不畅，最好能选用无钢圈的穿戴舒适的家居型文胸和睡觉时穿的夜用文胸。

⸎⸎⸎⸎⸎⸎⸎⸎⸎⸎⸎⸎⸎⸎⸎⸎⸎⸎⸎⸎

仅仅是穿戴了适合自己的文胸，乳头的位置和高度就会上升。保持这个状态，并让皮肤新生的话，胸形也会变好。

文胸作为"第二层皮肤"的作用就是记忆并保持胸部最理想的形状。

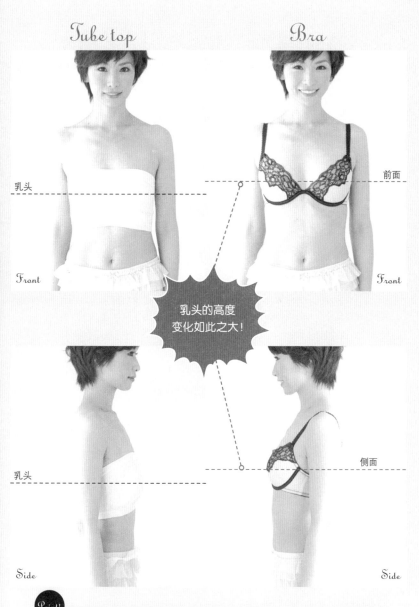

Tube top

Bra

乳头

前面

Front

Front

乳头的高度
变化如此之大！

乳头

侧面

Side

Side

Point! 千万不要让乳头的位置下降到肩部和肘部的中间位置以下！

预留出胸部的成长空间

实施"美乳瘦脸法"的人如果要挑选文胸，首先看重的应该是尺寸。

坚持实施"美乳瘦脸法"，胸部会不断变大，文胸如果选择刚刚好的尺寸的话，就会缺少让胸部变大的空间，那么胸部也就不能顺利地变大了。

通过对美乳沙龙顾客的观察，我发现有很多人穿戴的都是小一号的文胸，所以我建议大家买大一号的文胸。

我不建议大家在买文胸时不进行试穿，而只是照着尺寸买。即使是同一尺寸的文胸，厂家不同文胸的大小多少会有点儿误差，所以买的时候有可能的话一定要试穿。

如果通过邮购的方式购买文胸，不合身的话可以退换货，而如果遇到文胸的形状特别合适的厂家，可以选择再次光顾。

就算文胸一开始有多余空间，坚持实施"美乳瘦脸法"后，会慢慢地变成刚好合适的尺寸。

如果出现文胸小了的情况，需要重新买大一号的文胸。不要觉得太浪费了，而要把这当作一项非常乐意的支出。

当然，挑选文胸时，文胸的形状也是需要重点关注的。

肩带的位置、宽度、侧面的高度等，有很多要素需要考虑，这些后面会具体说明。

几乎一天的所有时候我们都要戴着文胸，固定胸部。

只是挑选文胸就能很大程度地决定胸部的命运。所以，我们一定要高度重视文胸的挑选。

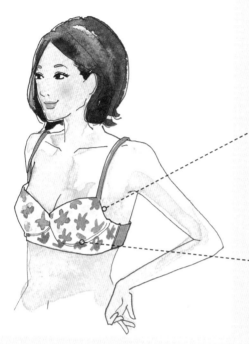

选择文胸的尺寸
有两点注意事项！

罩杯要大

如果苦恼不知道选择什么尺寸的文胸，就选择大一号的。刚开始罩杯可能会不贴合，但慢慢地会变得尺寸刚好。另外，通过调整肩带，把胸部固定在中间，不要让它晃动。

托圈要刚好

很多文胸虽然尺寸刚好，但会感觉勒得太紧，这有可能是托圈过紧的原因。要注意如果文胸勒得过紧血液和淋巴的流动会受阻。

像这样的文胸
要马上丢掉！

首先，希望大家马上丢掉没有肩带的文胸，露肩的文胸就更不用说了，粘贴式的文胸也一样。这样的文胸会压迫胸部，使胸部走形。

其次，肩带过细的文胸不能很好地支撑胸部，会导致胸部下垂。

最后，穿戴2年以上的文胸也赶快丢进垃圾筒吧！

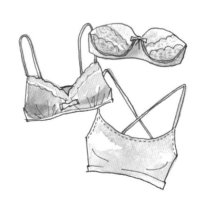

保持胸部上挺

虽然文胸最重要的是适合自己的胸部，但最好还要符合以下几个条件。为了在众多的文胸中挑选出最好的文胸，请按以下条件进行筛选。

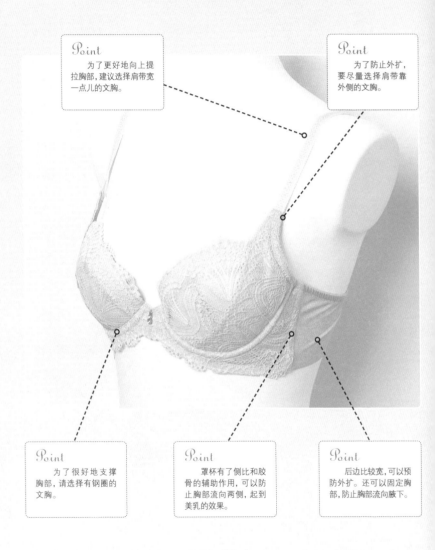

Point
为了更好地向上提拉胸部，建议选择肩带宽一点儿的文胸。

Point
为了防止外扩，要尽量选择肩带靠外侧的文胸。

Point
为了很好地支撑胸部，请选择有钢圈的文胸。

Point
罩杯有了侧比和胶骨的辅助作用，可以防止胸部流向两侧，起到美乳的效果。

Point
后边比较宽，可以预防外扩。还可以固定胸部，防止胸部流向腋下。

背面

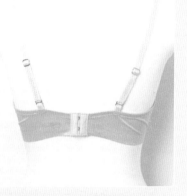

侧面

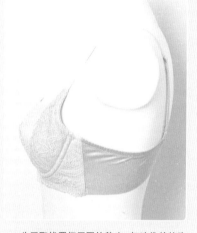

实行"美乳瘦脸法"后，托圈也会变紧，所以建议选择带有调节扣的文胸，这样可以进行细微的调整

为了聚拢罩杯周围的赘肉，打造优美的胸形，建议选择后边比较宽的文胸

这样的文胸，没有钢圈也可以

这是我见过的最好的文胸之一。虽然没有钢圈，但是因为侧比和后比非常宽，聚拢效果很好。而

且因为调节扣在前面，穿上后，乳沟非常漂亮！不喜欢钢圈的人可以选择这种类型的文胸。

背面　　　侧面　　　前面

作者的私人物品

美乳瘦脸式的文胸穿戴法

就算尺寸对了，但如果穿戴方式不当的话，美乳效果也会大打折扣！穿戴文胸的时候要把腋下的脂肪连同皮肤一起拨向胸部并向上调整。正确地穿戴文胸至关重要。

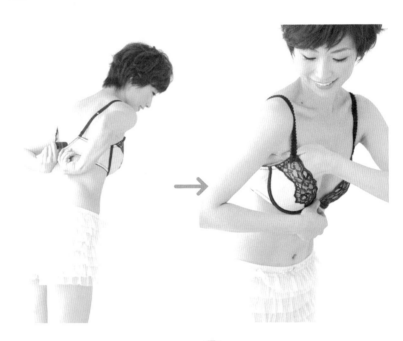

① 身体前倾，
扣上调节扣

肩带套到肩上后，上身稍稍前倾，让胸部包裹在罩杯里。扣上文胸的调节扣。之后再进行调整，穿戴好文胸，使背面比正面位置低。

② 把胸部周围的肉拨进
罩杯里

保持身体前倾，把外扩的胸部等没能包裹进罩杯里的脂肪，用手拨进罩杯里，包裹好。为了使乳头的位置尽可能地高，要尽量让脂肪向上聚拢。

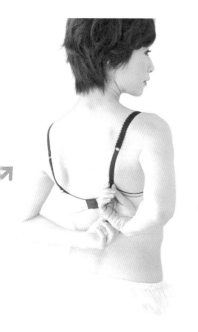

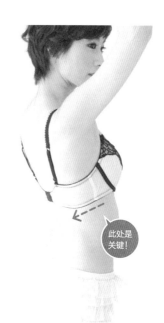

此处是关键！

③ 仔细地调整肩带，
使文胸贴合身体

肩带如果变松，胸部容易摇晃和下垂，所以需要进行调整。但是，如果肩带紧到勒进肉里的话，会造成肩部酸痛。可以一边照镜子，一边仔细地调整肩带，使文胸正好贴合身体。

Check!

调整至文胸的
背面位置偏下

最后再进行一次调整，使文胸的背面比前面位置稍低。一旦移动前面就容易造成外扩，所以一定要向下拉文胸的背面来进行调整。这样就能使胸部逐渐上挺。

文胸知识问答
Q&A

虽然文胸每天都贴身陪伴我们，但对它的一些基本常识我们未必知晓，一些我们所认为理所当然的事情也有可能是错误的。为了美乳，让我们立志成为文胸挑选和护理的达人吧！

 文胸应该怎么洗呢？

 文胸上有蕾丝等精美纤细的装饰物，而且使用很多弹性较好的原料，是比较精细敏感的衣物。最好是手洗，但如果太忙没有时间，或者觉得手洗太麻烦的时候，也可以用洗衣机洗，但是不要直接放进洗衣机洗，这样很容易变形。

手洗

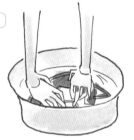

温水里倒入专用洗衣液，用手晃动文胸让它在水里浸泡一会儿后，揉压清洗。注意不要用手搓洗文胸

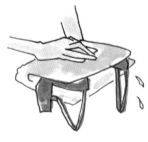

泡沫冲洗干净后，用干毛巾包住文胸，擦干水分。也可以放进洗衣网里，再用洗衣机轻轻脱水

洗衣机洗

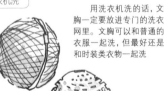

用洗衣机洗的话，文胸一定要放进专门的洗衣网里。文胸可以和普通的衣服一起洗，但最好还是和时装类衣物一起洗

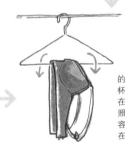

调整好罩杯的形状后，将杯与杯的中间部位挂在晾衣架上。日照太强的话，文胸容易褪色，所以要在阴凉处晾干

Q 一件文胸大约能用多久？

我认为文胸一般可以用两年。

但是还要视文胸的使用方法和所采用的材料而定。一般的文胸，如果1周使用1次，而且小心地清洗护理的话，可以使用2年左右。

虽然这么说，但如果钢圈明显弯曲，后比变松了，不论使用时间长短，这件文胸都算到使用年限了。这件文胸还能不能继续使用，关键是看它还能不能很好地支撑胸部。

Q 文胸是不是穿过一次就必须清洗？

A

有些人为了不损坏文胸，会穿戴多次后再清洗，但是因为文胸是直接接触皮肤的，所以建议每次后都要清洗。

因为胸部肯定是会出汗的，不能做到每天清洗文胸的话，文胸会变黄。而且如果穿戴没有清洗过的文胸，皮肤也容易出问题，比如会起小疙瘩之类的。

文胸本来就是易耗品，所以不要感到可惜，要勤洗文胸。

Q 是不是越贵的文胸对胸部越好？

贵的文胸，不少是贵在文胸上的蕾丝等装饰的部分。所以，贵的文胸未必就是对胸部好的。

虽然这么说，但太过便宜的文胸，一般很快就会变形，结果马上又要重新买。

所以，比起价格，更重要的是这件文胸是不是适合自己。就像鞋子一样，胸部和文胸也有合不合身的问题，所以去寻找适合自己的文胸吧。

Q 乳头受摩擦感到疼痛，是不是就表示文胸不合适呢？

A

与其说是文胸不好，倒不如说是由于罩杯里的胸部晃动而导致乳头受到摩擦。

首先，为了防止胸部再晃动，试着调整一下肩带吧。这么做了之后，乳头还是受摩擦，那么很有可能是因为罩杯的形状不合适。

而如果原本皮肤就比较敏感，那么也有可能是文胸的化纤材料的问题。换成纯棉或者丝绸等纯天然的材料，情况也许能得到改善。

几乎所有人的左胸和右胸
都是不一样大的!

相信有不少人都在烦恼自己的左胸和右胸不一样大。实际上,接受我指导的客人当中,绝大多数人的左、右胸都是不一样大的。

比较常见的情况是,惯用手的那一侧的胸会比较小。这是因为惯用手的那一侧的肌肉更容易僵硬。也就是说,大一点儿的那一侧的胸是胸部原来的样子。因此,实施"美乳瘦脸法",放松紧张的肌肉后左、右胸会变得一样大。

我自己因为在当拳击手的时候都是用左手出拳,所以左边的胸部明显要小很多,为此我曾经感到非常自卑,但是在坚持实行"美乳瘦脸法"的过程中,左、右胸的大小差异渐渐消失了。

进行胸部按摩时,对较小一侧的要护理得稍微久一点儿。另外,胸部变柔软后,左、右胸的大小差异也会变小,所以建议做好胸部保暖。

挑选文胸时,要选择适合较大一侧胸的文胸。如果较小一侧的罩杯过松的话,可以用胸垫进行调整。

第3章

靠护肤增强胸部弹性!

过美乳瘦脸式的美胸生活

通过皮肤护理打造富有弹性的胸部

通过实施"美乳瘦脸法",可以让胸部变大、胸形变美。但是仅仅如此,还不能算是完美的胸部。

因为,胸部好不容易变大了,但如果皮肤粗糙又干燥的话,不是也会魅力减半吗?

和空气接触的皮肤更容易干燥,胸部裸露的机会较少,所以并不是容易干燥的部位。

但是,因为胸部不容易干燥而忽视胸部皮肤护理的人也很多。

想要拥有更有弹性的美胸,就要充分做好胸部的皮肤护理,让胸部变得滋润有光泽。

滋润胸部的皮肤,也有利于皮肤的再生。

就像之前解释过的,想让外扩的胸部重新聚拢,皮肤的再生至关重要,所以不能在胸部的皮肤护理上懈怠偷懒。

到了穿着比较单薄的季节,裸露胸脯的机会就增加了,这时,不要忘了做好胸部充分的防晒工作。

胸脯当然也会产生斑点,如果胶原蛋白流失,皮肤就会失去弹性。

一般来说,除了旅行用的身体防晒霜外,身体防晒霜隔离紫外线的效果没有面部防晒霜好,所以在日晒比较厉害的时候,可以用面部防晒霜来做胸部防晒。

带有粉底效果的防晒霜大多可以提亮肤色,能够让胸脯看起来更加漂亮。

每天触摸胸部,也有利于乳腺癌的早期发现。

按生理周期掌握胸部的状态,一旦发现异常变化,一定要找专科医生进行咨询。

How to 如何进行胸部护理

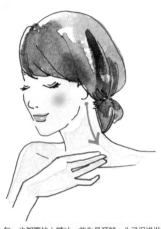

① 每一步都要抹上精油。首先是颈部，为了促进淋巴流动，要从上到下用手按摩，这对消除颈纹非常有效

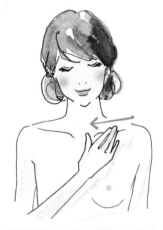

② 接下来护理锁骨上方，从两边向中间按摩锁骨上方的凹槽

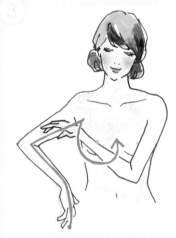

③ 用虎口夹住手臂往上捋一直捋到腋下，然后经过胸部下方到达两胸中间。两边各做2~3次

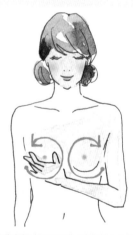

④ 一边画圆按摩整个胸部，一边做好保湿。从外向里画圆，圆渐渐越画越小，同时不要忘记保湿

胸部保养品

我是自然主义者，胸部保养品也是尽可能地选用纯天然植物成分制成的有机保养品，我最常用的是精油。

专业的按摩精油里稍微加入一点点植物精油后，会更加有助于皮肤放松。添加有助于调节女性荷尔蒙的紫苏精油或依兰香精油也是不错的选择。

即使皮肤敏感的人，也可以安心地使用无添加剂、不刺激的有机精油和牛油果油。

当然也可以使用胸部专用的乳液。

胸部专用的保养品中很多都含有能增强皮肤弹性和光泽度的美容成分，非常实用。

还有一些胸部保养品含有与女性荷尔蒙功能相近的成分，能够使胸部变丰满。

妊娠期的女性，胸部会不断变大，不好好保养的话，胸部也会出现妊娠纹，所以要比平时更加注重对胸部的保养。

很多人特别注重护理腹部的妊娠纹，但却容易忽视胸部和腰部的妊娠纹。

一旦出现妊娠纹想要完全消除是非常困难的，所以要毫不吝惜地涂抹纯植物精华的乳液。

胸部富有光泽不仅能使女人味大增，而且通过光的反射还可以使胸部显得更加丰满。

乳头保养法

乳头比起胸部的其他部位更加敏感，所以经常一变干就会发痒。

乳头发痒的时候，首先要检查一下是不是文胸的问题。

因为胸部如果晃动，会和文胸摩擦从而造成乳头擦伤或发痒。

为了使胸部变大，我们需要穿戴罩杯偏大一号的文胸，但是绝对不能让胸部晃动。

因为胸部晃动不仅容易擦伤乳头，还会导致胸部下垂。为了防止胸部晃动，一定要调整好肩带。

另外，做保湿护理的时候，因为乳头非常敏感，所以请尽量使用纯天然的保养品。

我经常会推荐哺乳中的女性用马油来做乳头的护理，因为马油保湿效果突出，不在妊娠期或哺乳期的人，如果乳头干燥得厉害的话，也可以用马油来保湿。

还有不少人希望解决乳头发黑的问题。其实乳头发黑表明女性荷尔蒙分泌充分，是成熟女性的象征。

虽然也有人天生体内黑色素较少，成年以后乳头仍是粉红色的，但东方女性一般乳头都会呈黑色。所以，千万不要觉得这是一件不好意思的事情。

但是，乳头变黑也有可能是因为摩擦而导致的，这种情况只要减少摩擦的刺激，沉淀的黑色素就会慢慢褪去。

和皮肤一样，乳头也会受到摩擦的刺激，而为了防御摩擦身体就会产生大量的黑色素，最终导致乳头变黑。

虽说乳头稍微有点儿发黑是很正常的，但最重要的还是要做好预防干燥的保湿工作。

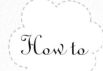

如何护理乳头

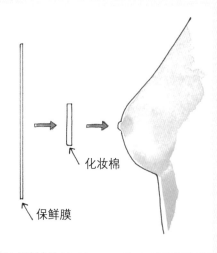

化妆棉

保鲜膜

做好充分的保湿工作

用纯天然材料的化妆水来做一个保湿补水面膜

乳头干燥发痒，皮肤脱落时，自己可以做一个补水面膜。用化妆棉蘸取纯天然成分制成的化妆水，粘贴在乳头上，然后再敷上保鲜膜，做3分钟的面膜。注意面膜如果做的时间太久，反而会使乳头变干。做完面膜后，再涂抹上一层同样是纯天然成分的乳液或精油。

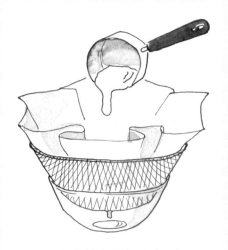

提亮肤色的护理

用乳清来去除乳头的角质

因为摩擦而产生的乳头黑色素沉着可以通过温和的去角质法来护理。在碗里放上铺有滤纸的过滤装置，如咖啡过滤器等，倒入酸奶，在冰箱里静置一晚。第二天碗底会出现一层透明的乳清。用乳清轻柔地按摩乳头去除角质，可以提亮乳头的肤色。此法也可以用于面部。

用热毛巾敷胸部

血液循环好的话,胸部也容易变大,而且皮肤会变得富有弹性和光泽。保障胸部血液循环的三大法宝是按摩、体操和保温。

胸部的保温工作基本是在洗澡的时候完成的,但是如果感到胸部受寒了,也可以用热毛巾对胸部进行集中的保温。

用热毛巾敷胸部时需要特别注意姿势。也许有人会想悠闲地躺下热敷胸部,但是不戴文胸就躺下的话,胸部会走形,所以一定要坐着热敷胸部。

而且要注意,如果想让效果更好而敷得太久的话,待热毛巾变冷后,反而会产生反效果。

另外,用热毛巾敷过之后,为了防止胸部受寒,要仔细擦干残留的水分,涂上保湿用的精油,再穿上衣服做好保温工作。

喜欢半身浴的人,因为关键的胸部不能浸入水中,所以建议在洗澡的时候用热毛巾来敷一下胸部。

热毛巾的制作方法

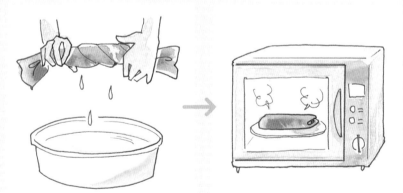

将毛巾充分打湿。小条的毛巾容易冷却,所以最好选择运动毛巾类型的大条毛巾

毛巾稍稍拧干后,用微波炉加热。加热的时间依毛巾的大小而定,加热1分钟后,用手试一下温度调整一下加热时间。加热后,摊开毛巾,稍稍冷却后再使用

如何用热毛巾敷胸部

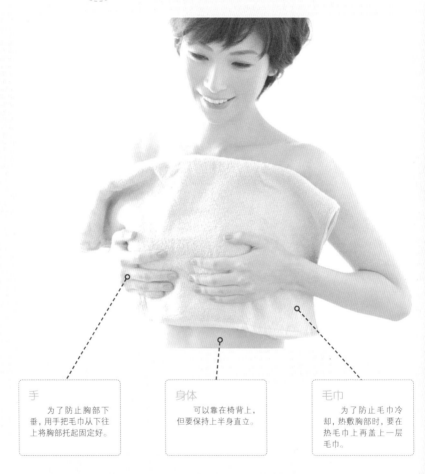

手

为了防止胸部下垂，用手把毛巾从下往上将胸部托起固定好。

身体

可以靠在椅背上，但要保持上半身直立。

毛巾

为了防止毛巾冷却，热敷胸部时，要在热毛巾上再盖上一层毛巾。

为了防止胸部下垂，热敷胸部时一定要保持上半身直立！

热毛巾敷上胸部以后，再盖上一层毛巾，将胸部托起再固定好毛巾。一般需要热敷5分钟左右，但是如果感觉到毛巾变冷了，即使还不到5分钟也要停止热敷。为了防止身体受寒，可以披上针织开衫。

头皮血液循环促进法

就像前文解释过的,美乳的关键是伸展背部肌肉,从背部开始向上提拉胸部。

如果我们已经很好地放松和锻炼了背部肌肉,但头皮依然很硬的话,效果也会打折扣。好好放松背部,头皮也会慢慢变软,但是压力过大、睡眠不足、年龄增长都会使头皮变硬,所以一定要好好放松头皮。

要让头皮变软,按摩是最好的方法。而且只要改变一下洗头的方式就可以了,非常简单。

按摩头皮时,脸部皮肤也会向上提拉,可以缓解因肌肉僵硬而导致的头痛和眼部疲劳。

按摩头皮还有护理头发的功能。随着年龄的增长,头发会失去光泽,并且发量会变少,原因之一就是污垢堵塞了头皮上的毛孔。按摩头皮可以很好地去除污垢,让你拥有乌黑亮丽的秀发。

不单是在洗头的时候,在工作中感到头部疲劳时,也可以试试给头皮按摩。经常按摩,头皮会变软,心情也会更舒畅。

头皮按摩之前

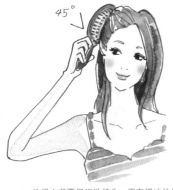

洗澡之前要仔细地梳头。用有缓冲性的梳子梳头可以增强按摩的效果,还会使头皮上的污垢浮起,更容易被去除

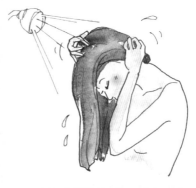

洗澡之前先仔细地清洗一下头皮。头皮变暖了,可以增强头皮护理的效果,当然也更容易去除污垢,美发效果也会更加显著

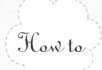

如何护理头皮

不要用指腹揉搓进行按摩

　　按摩的基本手法是像要抓紧头皮一样，固定指头，活动整个双臂来揉按头皮。一点点地变化指头的位置，揉按整个头皮。

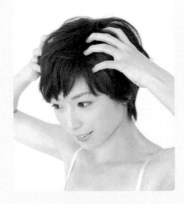

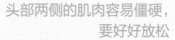
头部两侧的肌肉容易僵硬，
要好好放松

　　头部两侧布满了小块的肌肉。放松这些肌肉是瘦脸的捷径。手掌按住头部两侧，和上面介绍的基本手法一样，固定手掌，活动双臂来进行放松。

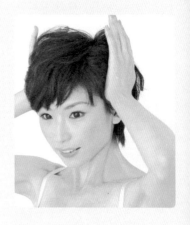

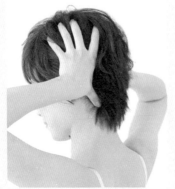

放松颈部僵硬的肌肉，
促进血液循环

　　放松颈部僵硬的肌肉，可以促进头部的血液循环。拇指按住后颈的凹槽，其他的手指抓住头部来固定双手。拇指用力按进凹槽，向头顶的方向施加力量。

食物中的丰胸好帮手

人的身体理所当然地是由每天所摄取的食物构成的。不单只有胸部，想要拥有健康美丽的身体，一定要关注饮食。

接下来介绍食物中的丰胸好帮手，但不建议大家只是大量地摄取这些食品。

因为即使是对身体有益的营养元素，过量摄入也会对身体产生负担。在充分摄取丰胸食物的同时，也要均衡地摄取其他各式各样的食物。

大家往往会觉得均衡饮食很有难度，但其实只要有主菜（蛋白质为主）、配菜（蔬菜为主）、米饭（碳水化合物）、汤等，注意正常饮食，一般就不会有大问题。

就算是减肥的时候，也要保持饮食均衡，可以采取减少总体的摄入量、少吃会使体质变寒的甜食、半夜不吃东西等方法。

不合理的节食减肥会严重破坏女性的荷尔蒙平衡。过度减肥甚至可能会导致停经，所以严禁急速消瘦式的减肥。

缺少脂肪和碳水化合物，会导致身体易疲劳和出现皮肤粗糙等问题。

脂肪和碳水化合物容易被当作减肥的"天敌"，但是如果选取优质的食材并改变摄取的方法，它们反而可以转变为营养元素，成为女性减肥的好帮手。

比如，只要不同时摄入脂肪和碳水化合物，就不会那么容易发胖了。吃油腻的东西的时候，要努力减少主食的摄入量。

而且，如果体形稍微有点儿丰满的人用"美乳瘦脸法"来美胸，并使上臂和腰部都变细了，反而更容易拥有富有女人味的性感曲线。

有助于提升罩杯的营养元素

Nutrients for Bust-up

异黄酮
大豆

　　异黄酮因具有和女性荷尔蒙的雌性激素相似的功效而广为人知。异黄酮可以促进血液循环，减轻身体寒性，还有预防乳腺癌的作用，大豆是女性的好朋友，一定要用好这个食材。

蛋白质
大豆、肉、鱼、蛋、牛奶等

　　保持美胸所必需的肌肉和皮肤都离不开这些营养元素。不要只摄入肉类，而要从各种食品中摄取蛋白质。有研究结果显示，早餐摄入蛋白质，可以形成不易胖的体质。

硼
卷心菜、梨、葡萄等

　　硼是一种很少为人所知的营养元素。硼可以促进女性荷尔蒙、雌性激素发挥功效，还有利于预防骨质疏松。硼是一种不耐热的营养元素，所以无须加热，可以直接食用。

维生素 E
大豆、坚果类、南瓜、橄榄油等

　　维生素E可以改善血液循环，为细胞输送必需的营养元素和氧气。因此，维生素E也被称为抗衰老维生素。有寒证的人要有意识地摄入维生素E来改善血液循环。

脂质
橄榄油、马油、坚果类、酪梨等

　　胸部是由脂肪构成的，摄入优质的脂质是至关重要的。优质的特级初榨橄榄油、奥米加3号马油、紫苏油等，价格偏高但是物有所值，能够提供人体需要的优质脂类。食用坚果类和酪梨也可以补充好的脂质。

大豆果然是最佳的美胸食品

　　大豆含有胸部所需的丰富的营养元素，如异黄酮、蛋白质、维生素E、脂质等。另外，大豆中的大豆皂苷、大豆卵磷脂等有助于预防多种因不良生活习惯产生的不适症状。总之，大豆富含各种有利于健康和美容的营养元素。

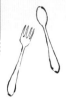

丰胸饮品

芝麻黄豆奶

　　这款丰胸饮品含有豆奶和黄豆粉，可以充
摄取大豆中的营养元素。还含有芝麻，富含
生素E，所以也有抗衰老的功效。建议常温
用或加热饮用。

[材料]（1人份）————

添加豆奶	200毫升
豆粉	1~2大匙
炒的芝麻	1~3大匙
蜜或糖浆	依喜好

[作方法]————

材料全部混合。使用榨汁机可以让豆奶
更柔滑。

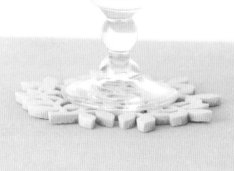

71

丰胸甜品

红豆核桃豆腐

　　对于点心必须要吃甜食的人，我推荐这个菜单。分量很足，里面含有的热量却很少。而且富含大豆的营养成分和红小豆的食物纤维。红小豆还有消除浮肿的功效。

[材料](1人份)

嫩豆腐　　　　150克(约半块)

水煮红小豆(罐头)
或者市场上销售的红小豆粥
　　　　　　　　　　适量
黄豆粉　　　　　　　适量
核桃　　　　　　　　适量

[制作方法]

　　将豆腐装在容器里，依上红小豆、黄豆粉、核桃(切片)即可。想要再甜一点儿可以淋上糖浆。

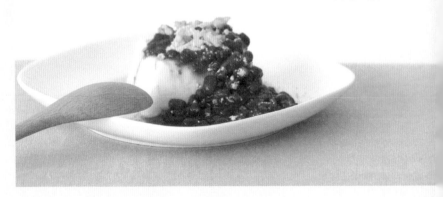

美乳瘦脸餐桌

饮食是健康和美容的基础。我对饮食非常感兴趣，以至取得了厨师、高级健康食疗师、侍酒师等多种与食物有关的资格证书。

自己做饭可以充分摄取对身体有益的食材，去除不良的添加剂，还可以调节卡路里，是百利而无一害的事。

也许很多人会觉得自己做饭是件很麻烦的事，但其实习惯了就好了。怎样才能做得更快、怎样才能使营养更加均衡等等，思考这些事也是做饭的一种乐趣。下页中所介绍的饭菜，早餐的话15分钟左右，其他的也只要30分钟就能完成。

经常在外面吃容易造成营养失衡，而且很多东西的卡路里和盐分偏高。另外，很多食材还不知道产地在何处。

我有时候也会在外面吃，但是我始终牢记吃进去的东西会直接成为身体的一部分，所以特别注意营养均衡。就这一点来说，只有自己做饭才能靠自己的努力想方设法地保持营养均衡，这是一条通往美丽的捷径。

早餐

为了消除浮肿，建议在早晨摄取钾元素。钾元素不耐热，可以通过水果和新鲜蔬菜摄取。另外，早晨摄入蛋白质，体温会升高。

午餐

白天活动量大，吃一些卡路里稍高的东西也没有关系，比如脂肪含量较高的食物。午餐吃得满足一点儿，晚餐可以少吃些。

晚餐

睡眠时间对于身体成长至关重要，所以晚上必须摄入优质的蛋白质。高蛋白低脂肪的鸡肉和鳕鱼，即便正在减肥的人也可以安心食用，一定要多吃这类食物。

点心

市场上卖的点心添加物很多，所以我都是自己亲自动手做。推荐含有水果、芋头类、豆类的点心，可以充分摄入食物纤维。

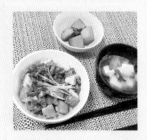

纳豆鳄梨盖浇饭

通过纳豆来摄取丰胸的王牌食物——大豆！鳄梨营养丰富，甚至被载入过《世界吉尼斯纪录大全》，含有丰富的钾元素和有助于重返年轻的维生素E

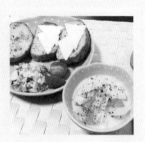

豆浆卷心菜汤和卷心菜沙拉

豆浆卷心菜汤和卷心菜沙拉，可以让你多吃卷心菜，摄取丰胸成分硼元素，豆浆还可以补充蛋白质

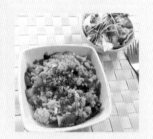

加了大豆的番茄肉汁烩饭

大豆在西餐里也非常常见。番茄罐头风味浓郁，而且控制了盐分的摄入，有利于消除浮肿。烩饭里还使用了优质的橄榄油

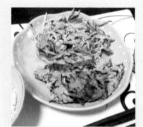

加了鹿尾菜的鸡肉丸

使用高蛋白低脂肪的鸡胸肉做肉丸。加了大分量的鹿尾菜，铁的含量更高。建议可以再加入鸡软骨和莲藕，这样会更有嚼劲儿

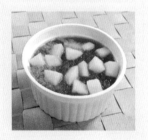

苹果果冻

苹果里含有美胸成分硼元素。而且，明胶中富含的胶原蛋白可以使脸部始终保持紧致不松弛的年轻状态

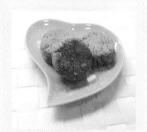

黄豆粉芝麻曲奇

黄豆粉可以补充优质的蛋白质。芝麻中含有丰富的芝麻素和维生素E，能够抑制老化的"元凶"活性酸素，有美容的功效

有益美乳的饮食习惯

避免食用会使体质变寒的白砂糖

精制的白砂糖容易使体质变寒，而且还会使血糖值急速上升。血糖值如果急速上升，下降也会很迅速，而且下降的时候会让人想吃甜食，并且容易吃太多。血糖值的急速升降还会给血管造成负担。可以把白砂糖替换成甜菜糖或椰子糖、枫糖，这些糖不会造成血糖值急速上升，也不容易使体质变寒。

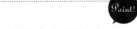

避免食用会在子宫内堆积的人工添加剂

人工添加剂会在女性的子宫内堆积，会造成身体循环恶化。基本原则是尽量不要吃快餐类食品和方便食品，而且在购买食材的时候也要尽可能地选择纯天然的食材。即使不清楚人工添加剂的名称，只要看一下原材料表，那种写有很多你看不懂名称的材料别选择就对了。

只是改变食用的顺序和食用方法也能减肥

相信有很多人实践过了，食用富含食物纤维的蔬菜类可以预防血糖值的急速升高。另外，在沙拉中加入核桃，在肉丸子里加入软骨和切碎的莲藕等，加入这些比较有嚼劲儿的东西可以防止吃得太饱。但是过度咀嚼会造成腮帮鼓起，所以要左右两边均匀地咀嚼，并注意不要过度咀嚼。

充足的睡眠可以抑制食欲

长时间的睡眠不足可能会产生暴饮暴食的倾向。而且想吃的很可能都是那些成为减肥大敌的食物，如油炸食品或零食点心、油腻的奶油点心等。和欲望做斗争不是那么简单的事情，所以，要尽可能地确保一天7个小时左右的睡眠时间来控制食欲。睡眠充足还会分泌瘦身的荷尔蒙哟。

第4章

就算怀孕和哺乳也不让

胸部下垂!

"胸部困扰"咨询室

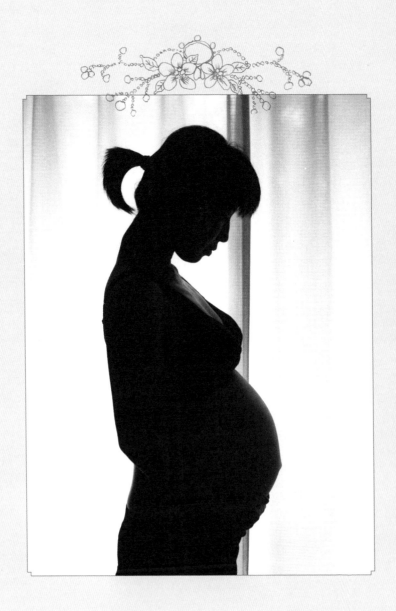

*MACO*的随笔

怀孕和哺乳时期胸部的"美乳瘦脸法"

经过怀孕和哺乳，我的胸部发生了巨大的变化。

我并没有量过胸围，但自己感觉大概比怀孕之前大了2个罩杯。

哺乳让我的内心充满了美妙的幸福感，但是难免还是会在意"胸部走形了"这件事。哺乳的时候我特意使用了高一点儿的枕头，但是竖着抱孩子的时候胸部必然还是会受到挤压。因为不想减少和孩子之间进行"亲肤育儿法"的机会，我切实地感觉到了实行"美乳瘦脸法"来保持胸部的大小和形状的重要性。多亏了这个方法，现在我保持着胸部最理想的状态。相信所有女性分娩之后都想要维持胸部的美丽，所以我特别推荐"美乳瘦脸法"。

担心哺乳会造成胸部下垂

乳腺的使命就是分泌母乳，所以停乳后乳腺的萎缩，从一定程度上来说是无可奈何的事。但是让胸部保持在一个比较好的状态是有可能的。

比如，哺乳造成的胸部下垂，是因为哺乳的方式不对。

哺乳的时候，如果把孩子放在比较低的位置，无论如何身体姿势都会向前倾。这样的话，胸部就会被拉向下方，变成下垂的状态。

另外，一直保持前倾的姿势，背部的肌肉会紧张，这也是造成胸部下垂的一个原因。

哺乳的要领是，把孩子举到和胸部同等的高度上。因此，比起一般的哺乳枕，最好准备高一点儿的枕头。这样就可以挺直背部进行哺乳，胸部也就不会下垂了。并且背部和腰部也不容易僵化，因此我推荐大家使用高一点儿的枕头。

另外，端正骨盆进行哺乳的话，由于分娩而松弛的骨盆底肌肉群也可以得到锻炼，从而有助于产后的体形恢复。

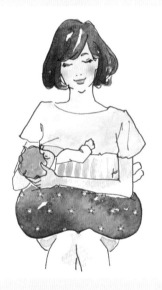

不要躺着哺乳！
努力让孩子睡觉
的时候不要喝奶

也许有人觉得孩子在半夜会醒，躺着哺乳的话自己能一边睡觉一边哺乳，非常方便。但是经常躺着哺乳的话，胸部下垂的危险非常大！孩子肚子饿了，妈妈就算觉得很辛苦也一定要坐起来哺乳。

预防产后胸部下垂的三大法则

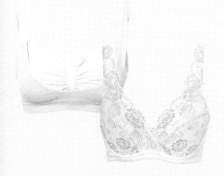

①

要穿戴聚拢力强的
哺乳文胸

因为这个时候胸部变大了，所以妈妈们要比以往任何时候都更关注自己的文胸。哺乳文胸也要选择带有钢圈的，白天要能很好地支撑起胸部。在这个时候选择合适的文胸会很大程度地改变胸部的命运！

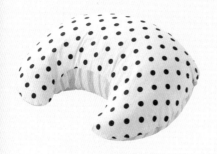

②

哺乳枕必须有
一定的高度

要选择有一定高度的哺乳枕，把孩子放上去后要能达到胸部的高度。如果已经准备了较低的哺乳枕的话，可以垫上浴巾或坐垫等来调整高度。

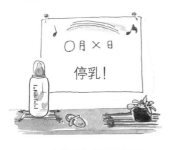

③

认真考虑停乳
的时间！

某月某日要停乳了！

产前产后的
美乳瘦脸日程表

认为分娩、哺乳结束后，胸部一定会下垂，这种观念是错误的！
正确地度过整个孕期，可以让胸部比原先更大、胸形更美，
这是一个塑造美胸的绝佳时期。

Care　　　　　　　　*Bra*

孕期

"美乳瘦脸法"的入门体操

怀孕后状态良好的人可以在咨询过医生之后，在允许的范围内进行一些体操锻炼。孕期不能刺激乳头和乳房，所以按摩就先不要做了。

孕期的中期到后期要把普通文胸换成哺乳文胸

到了孕期的中期，胸部已经变大了。为了不压迫胸部，这个时候需要换成哺乳文胸。建议购买大一点儿的型号，然后用胸垫来进行调整。

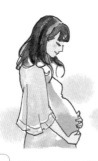

胸部保湿

虽然说最好不要按摩，但是为了预防妊娠纹，要坚持做好胸部的保湿工作。比起清爽的东西，最好选择预防妊娠纹专用的精油或比较浓稠的乳液。但是不要对乳头进行不必要的护理。

产后到停乳前3个月

美乳瘦脸体操

不坚持做体操的话，好不容易锻炼出来的肌肉也会衰退。所以，在产后如果有可能的话也要坚持做美乳瘦脸体操，这样可以缓解因哺乳和抱孩子产生的疲劳。身体状态好的话，可以做整套的体操。

24小时都要穿戴哺乳文胸

正因为处在胸部比较丰满的时期，除了洗澡，其他时间都不要脱掉哺乳文胸。为了防止因为松弛或紧缩影响母乳，也可以穿戴没有钢圈的文胸。

Care

柔软的胸部可以预防 一系列问题

"美乳瘦脸法"中的按摩方法，和在妇产科医院里助产士所教的按摩法有异曲同工之处。通过按摩使胸部变柔软，从而预防一些乳腺问题的出现。

Bra

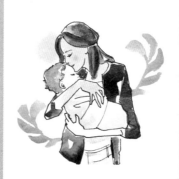

哺乳时注意左、右胸的平衡也非常重要

　　一直用一侧的胸部哺乳的话，一边的胸部会萎缩，而另一边会胀大，这种状态持续下去的话，会导致胸部形状变得不对称。所以，要注意每次哺乳的时候左、右两边轮流进行。

- - - - - - - - (停乳前3个月) - - - - - - - -

可以开始实行全套的 "美乳瘦脸法"了

　　决定停乳的具体时间后，从停乳前3个月开始就可以实行全套的"美乳瘦脸法"了（体操和按摩一起）。在停乳前就进行准备，可以防止胸部产生收缩和下垂。

停乳后要重新选择文胸

　　就算实行了"美乳瘦脸法"，只要一停乳，乳腺就会收缩，胸部也会变小。虽然这么说，但是为了使胸部保持在比原先大一点儿的状态，请重新选择文胸。

胸部过大带来的大麻烦！

因为胸部过大而带来的困扰大致可以分为以下两种。

第一种是因为胸部过大而造成肩膀酸痛。但是，即使胸部很大，其实只要胸部足够柔软，就不会造成多大负担，肩部也不容易产生酸痛。用"美乳瘦脸法"进行按摩，做好充分的保温工作，努力让胸部变柔软吧。

另外，如果驼背的话，胸部的重量只能由肩膀来支撑，这会给肩部造成很大的负担。所以，关键是要好好锻炼僧帽筋，从背部开始向上提拉胸部。

第二种是胸部变大了，衣服不合身，看起来身材显胖了。

通过美乳瘦脸体操让上臂和腰部等该纤细的关键部位变紧致了，可以很好地解决身材显胖这个烦恼。

另外，文胸的穿戴方法不同，衣服穿出来的胖瘦效果也会截然不同，所以要注意调整文胸，具体可以参考右下方的专栏。

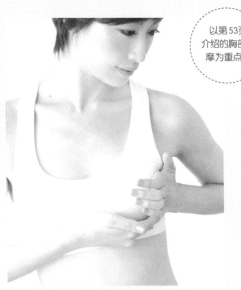

以第53页介绍的胸部按摩为重点！

解除肩部酸痛的办法

用精心的按摩打造柔软的胸部

在美乳瘦脸按摩中，第53页的外扩胸部聚拢法使胸部变软的效果最好。做整套按摩的时候，可以对这个部位特别延长时间仔细地按摩，洗澡的时候也可以做这节按摩，让胸部变得更加柔软。

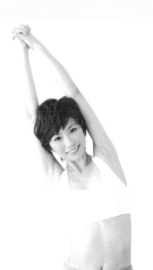

以第33页介绍的入门体操为重点！

以第33页介绍的入门体操为重点！

解决显胖问题的方法

让腰部更紧致，塑造凹凸有致的身体曲线

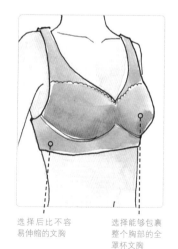

选择后比不容易伸缩的文胸

选择能够包裹整个胸部的全罩杯文胸

选择让胸部看起来显小·的文胸

关键是能够充分包裹并牢牢固定住胸部

　　想要让胸部看起来显小，推荐选择能充分包裹并牢牢固定住胸部的全罩杯文胸。为了防止下胸固定不牢，可以选择后比伸缩性较小的文胸。另外，有些人想让胸部显小而选择小号罩杯的文胸，但这样胸部会全部聚拢到上围，反而会过分地强调乳沟，形成相反的效果，这点一定要注意。

随着年龄增长胸脯会消瘦

胸脯变瘦是年龄增长的一种表现。

事实上，胸脯变瘦是胸部衰老的最初表现。

如果感觉到最近胸脯变消瘦了，这可能是胸部发出的真正意义上开始衰老的信号。

到了中老年时期，胸脯消瘦的同时，人也更加显老了。相反，稍显丰满的人，胸脯也会富有弹性，看起来会显得年轻。

同样，手和脖子过分消瘦的话，也会使人显老。不当的减肥，会加剧这种衰老，所以到了30岁以后就不要再仅靠节食来减肥了。

想要改善胸脯过瘦的情况，建议适度地锻炼大胸肌。大胸肌是乳房的基础，可以防止胸部进一步下垂。

此外，刚洗完澡的时候，皮肤会显得特别洁白亮丽，肌肤水润可以反射光线，使胸部显得更加丰满。

因此，如果胸脯干燥了，要用化妆水来补充水分，在此基础上，像盖上盖子一样再涂抹上乳液和精油进行保湿，这样可以很好地保持皮肤的湿润状态，所以，一定要仔细地做好皮肤护理。

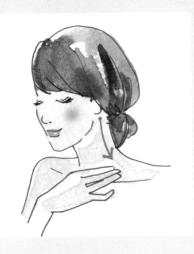

注重皮肤护理，打造美丽胸脯

胸脯和脸部一样，需要精心的皮肤护理。像第76页中所介绍的，在做颈部和乳房的保湿的同时，可以进行胸脯的保湿护理，非常方便、轻松。特别是在夏天，胸脯外露容易干燥，穿着单薄易受紫外线伤害，因此为了预防胸部衰老要对它做好充分的保养。

锻炼胸大肌，让胸脯更美丽

拥有适度的胸大肌有助于打造美丽的胸脯，
一定要认真地做第26页的入门体操"用胸大肌来打造美丽的胸脯"。不进行"美乳瘦脸法"锻炼的时候，也请坚持做这节体操。

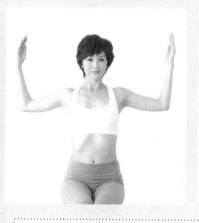

以第26页
的入门体操为
锻炼重点！

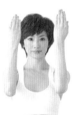

选择能让胸脯显得丰满
的文胸

托举胸部，
让胸脯隆起

胸部下垂也是胸脯消瘦的原因之一。请选择罩杯下部有胸垫，可以提高乳房位置的文胸。既可以选择罩杯下带胸垫，能让胸脯更漂亮的文胸，也可以选择能自由地改变胸垫位置的文胸。

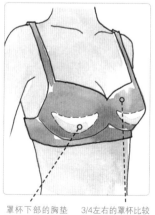

罩杯下部的胸垫
是重点

3/4左右的罩杯比较
合适

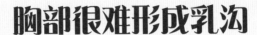
胸部很难形成乳沟

不能形成乳沟未必是因为胸部太小。

如果胸部足够柔软，就能自由地改变胸部的形状。只要有B罩杯应该就能形成乳沟。

～～～～～～～～～～～～～～～～～

也就是说为了拥有乳沟，让胸部变柔软是一条捷径。

～～～～～～～～～～～～～～～～～

胸部按摩自然能够充分放松紧张的肌肉，充分的保温也能让胸部变得更加柔软。

～～～～～～～～～～～～～～～～～

想要拥有更深的乳沟的话，可以把从文胸中向身体两侧外扩的乳房向内侧聚拢。

～～～～～～～～～～～～～～～～～

想让赘肉成为胸部的一部分，必须让皮肤一起移动，显然背部的肌肉是无法做到的。

但是，身体两侧附近的脂肪，应该是可以很好地转移到胸部的。

然而，只是一次或两次，把脂肪拨进文胸里，它们是不会成为胸部的一部分的。重要的是要每天用文胸牢牢地固定住胸部，做好定型工作。

除了洗澡和按摩，其他时间都要穿戴文胸，要完全遵守"美乳瘦脸法"的规定。

～～～～～～～～～～～～～～～～～

另外，想要拥有乳沟，文胸的形状也非常重要。可以试着选择胸部的下面和外侧都有胸垫的，让胸部向内侧聚拢的文胸。

～～～～～～～～～～～～～～～～～

乳沟比起以前还变小了，原因可能是胸部下垂了。

～～～～～～～～～～～～～～～～～

和让胸部变柔软同样重要的是，要好好地做美乳瘦脸体操，有意识地增强向上提拉胸部的效果。

乳房的位置如果变高了，再次拥有漂亮的乳沟也就顺理成章了。

通过让胸部变软形成乳沟

第43页的"聚拢外扩的胸部"的按摩
让胸部变软的效果非常明显，而且能使周围的脂肪流向乳沟。
仔细地进行这种护理，可以让胸部很好地变软。

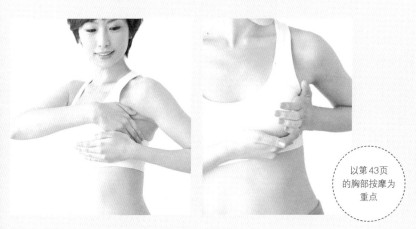

以第43页
的胸部按摩为
重点

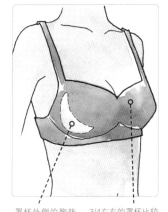

罩杯外侧的胸垫
是重点

3/4左右的罩杯比较
合适

选择能形成乳沟
的文胸

使胸部向内侧聚拢
形成深深的乳沟

想要拥有乳沟，建议选择罩杯外侧有胸垫的文胸。各个内衣公司都有一系列的能形成乳沟的专用文胸，可以试着去寻找效果比较突出的文胸。另外，有那种能进行调整的前扣型的文胸，现在使用的人变少了，但这种文胸形成乳沟的效果很好，值得推荐。

左右乳头离得太远

有人天生乳头就靠近外侧，但是一般来说，理想的乳头的位置是连接锁骨的中心和两边的乳头能形成一个正三角形。

~~~~~~~~~~~~~~~~

两个乳头之间的连接线比锁骨和乳头之间的连接线还要长的话，就说明胸部外扩了（相反的情况则说明胸部下垂了）。

~~~~~~~~~~~~~~~~

但是为什么两个乳头之间会相距这么远呢？

这是因为身体两侧或背部的肌肉将胸部向外侧拉伸了。

~~~~~~~~~~~~~~~~

驼背并伴有慢性肩部酸痛的人，身体两侧和背部也僵硬得厉害，容易造成胸部外扩。因此，我们每天都要充分地放松这些肌肉。

对胸部外扩的保养可以消除肌肉酸痛，因此也有利于调整身体状态。

另外，不穿戴文胸，仰面朝上睡觉的话，胸部会向左右两侧流动，导致胸部外扩。

睡觉的时候也要穿戴文胸，防止胸部向两侧流动。

~~~~~~~~~~~~~~~~

而且，趴着睡觉会造成胸部外扩和受挤压，必须加以注意。

胸部被横向拉伸，也会压迫胸部。

这样的状态下，胸部自然不能变大，因此必须放松会将胸部拉向两侧的肌肉。

~~~~~~~~~~~~~~~~

再者，身体两侧和背部肌肉僵硬的人，胸部下方的肌肉大多也会僵硬，容易造成胸部下垂。

~~~~~~~~~~~~~~~~

随着年龄的增长，胸脯会变消瘦，而且胸部会外扩并下垂，原来能形成乳沟的部位也会因为急剧消瘦而显得空荡荡的。因此需要充分放松肌肉，使乳头向中间靠拢来预防这种情况的发生。

放松前锯肌来解决胸部外扩问题

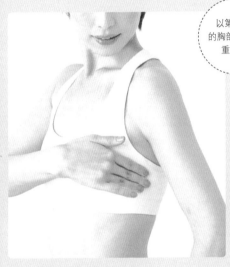

以第39页的胸部按摩为重点！

放松会使胸部外扩的肌肉

像在第 39 页中介绍的一样，仔细地按摩，放松胸部旁边的前锯肌。建议同时进行第 41 页防止胸部下垂的按摩。洗澡的时候肌肉温度会上升，建议最好在这个时候进行按摩。

**加强版
伸展广背肌**

背部僵硬也会造成胸部外扩

广背肌是将胸部拉向两侧的肌肉之一，可以通过做伸展运动来放松广背肌。

轻轻地坐在椅子上，一边伸开两臂，一边像要看清肚脐似的打开肩胛骨，有意识地伸展背部。手臂一边向前伸，一边尽可能地伸展背部。

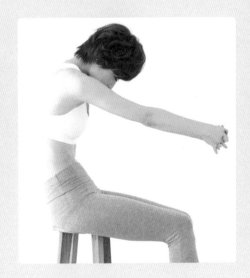

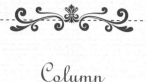

恋爱的话胸部
会变大吗?

经常听说恋爱的时候女性荷尔蒙分泌旺盛,胸部会变大,但是事实上这种说法至今没有科学依据。

不过,首先,女性荷尔蒙确实有助于形成富有女人味的圆润身材。所以,如果原本女性荷尔蒙不足,通过恋爱而使女性荷尔蒙分泌旺盛的话,是不是也能影响胸部的发育呢?

其次,让恋人触摸胸部也有利于胸部罩杯升级。对于男性来说,有研究结果显示经常看到女性胸部的人血压会下降,从而有利于身体健康,所以和喜欢的人进行良好的沟通对双方都是大有好处的。

最后,恋爱的人会有"想变漂亮"的强烈意愿,相信也会因此更加积极地进行胸部护理。恋爱时还会因荷尔蒙的分泌而产生陶醉感,所以对于胸部而言恋爱是有百利而无一害的事。

第5章

让脸变得更小

剪刀手式表情肌训练法

脸部缺乏运动是瘦脸的天敌！

脸部有30多块肌肉，平时使用的只是其中的3成左右。

身体的肌肉连接的是骨骼，因为表情肌附着在皮肤上，所以如果表情肌衰弱会直接造成脸部松弛。

但是，正因为如此，脸部锻炼也是见效最快的。肌肉紧绷了，脸部线条会更加清晰，脸也会变小。法令纹等脸部松弛的困扰也会得到解决，视觉年龄会马上变小。

而且做表情肌训练可以促进血液和淋巴流动。

因此，这种训练法可以很好地解决因为血液循环不畅造成的色素沉着和黑眼圈等问题，还有因为淋巴凝滞造成的浮肿问题。

血液和淋巴流动顺畅了，能够促进细胞的新陈代谢，具有美肤的功效。

我利用给孩子哺乳的这段时间进行了表情肌的训练，发现只是运动一下脸部的肌肉却出乎意料的困难。

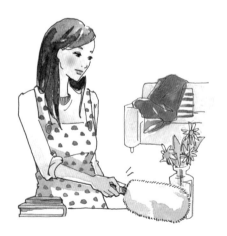

这类人需要特别注意！

家庭主妇或者办公室工作人员等因为与他人接触的机会较少，面部没什么多余的表情，从而导致肌肉力量衰退。即使不和任何人见面，也要嘴角上扬做出微笑的表情，还可以有意识地看一些欢快的电视节目多笑笑。另外，有皱眉习惯的人会使眉间的皱纹定型，注意不要让自己成为苦瓜脸。

表情肌衰退的话人会变丑

松弛!

皮肤松弛的元凶是肌肉力量衰退,仅仅通过皮肤护理是没办法复原的

如果表情肌衰退,就无法支撑皮肤和脂肪,脸部也会由于失去弹性而变得松弛。如果整个脸部都下垂了,脸部线条松弛,脸看起来就会显大。因此,不能仅仅依靠皮肤护理来对抗皮肤松弛。要锻炼表情肌,使皮肤达到良好的状态,不要输给地球引力。

皱纹!

不解决皮肤松弛问题,较深的皱纹是消除不了的

皮肤浅层的小皱纹是因为干燥而产生的,充分做好保湿护理就能得到改善。但是比较明显的深皱纹是因为皮肤松弛而产生的,所以不增强肌肉力量是无法改善的。

介意眼睛周围较深的皱纹和嘴边的法令纹的人,可以通过一边锻炼表情肌一边进行皮肤护理,让皮肤恢复到健康的状态。

浮肿!

锻炼表情肌达到不易浮肿的状态

浮肿主要是指淋巴流动凝滞、老化废弃物堆积的状态。按摩淋巴可以消除浮肿,但想改善易浮肿的状态,需要锻炼表情肌来改善循环状况。

放任老化废弃物堆积的话,皮肤会不断下垂造成更严重的松弛,所以要尽早保养。

色素沉着!

如果不使用肌肉,血液流动也会减缓

血液循环恶化是造成色素沉着和黑眼圈的主要原因。通过表情肌训练法可以促进血液循环,达到明显提亮肤色的目的。

而且血液流动顺畅了,新陈代谢也会加快,肌肤细胞顺利新生,皮肤的保湿能力也会增强。保持皮肤的充分润泽,可以减轻皮肤色素沉着。

了解表情肌的构造

接下来要锻炼表情肌了,但关键是要知道需要锻炼的肌肉在哪里,
这些肌肉是什么形状,然后才能有意识地加以锻炼。记不住也没有关系,
让我们根据脸部肌肉的构造来进行了解吧。

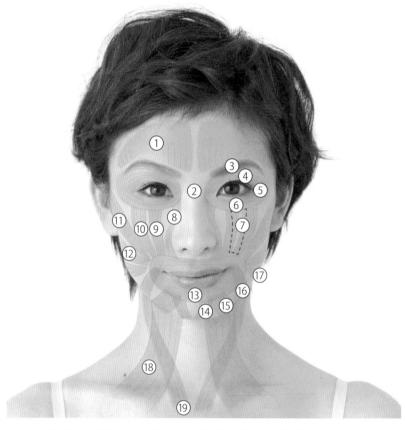

①额肌　②皱眉肌　③眼轮匝肌　④上眼睑提肌　⑤眼肌　⑥下眼睑肌　⑦颧小肌
⑧提上唇鼻翼肌　⑨提上唇肌　⑩口角提肌　⑪颧大肌　⑫颊肌　⑬口轮匝肌
⑭颏肌　⑮降下唇肌　⑯降口角肌　⑰笑肌　⑱颈阔肌　⑲胸锁乳突肌

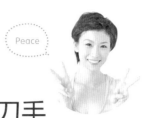

Peace

简单 & 有效

象征和平的剪刀手

剪刀手式表情肌 训练法

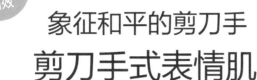

为了锻炼表情肌，即刻下定决心要活动脸部肌肉，但因为很多人平常很少用到脸部肌肉，所以刚开始的时候可能没办法很好地活动它。

因此，接下来要介绍的表情肌训练法，会用两根手指摆成剪刀手的形状来辅助进行训练。

请用两根手指牢牢地按住脸部肌肉，再做表情训练。如果能感觉到手指在表情肌的力量下活动了，就证明表情肌的锻炼方法是正确的。

因为接触脸部的只有两根手指，所以就算脸上化着妆也可以放心锻炼。

表情肌如果不下意识地去注意的话感觉不到它的活动，所以关键是要仔细并且坚持实行这个训练法。

在早、晚的护肤时间养成训练表情肌的习惯，并且在白天也认真地进行训练的话，见效会更快。

坚持实行这个训练法，表情肌会得到很好的锻炼，假以时日，不需要手指辅助也能让表情肌运动。到那个时候，就可以不用手，直接进行表情肌训练了。

表情肌训练的要点

Point! 刚开始的时候为了确认表情肌是否真的在活动，需要一边看镜子一边进行训练。护肤的时候、洗澡之前、照镜子的时候都可以进行表情肌的训练。

Point! 任何时候做都可以，建议最好在早上和晚上进行表情肌的训练。早上肌肉比较僵硬，进行训练后会更容易露出笑容。在晚上做则可以消除一天的脸部疲劳。

打造炯炯有神的大眼睛

要想提亮眼神，关键是锻炼环绕在眼睛周围的眼轮匝肌。

眼轮匝肌衰退会使眼部下方肌肉松弛，眼睑消瘦下垂，形成三角眼，眼睛周围开始衰老。

另外，鱼尾纹较深的人，眼轮匝肌衰退的可能性很大，要加强锻炼。

相反，眼轮匝肌得到锻炼后，眼睛可以充分睁开，仅仅如此眼睛看起来也会大一圈，会极大地改变脸部给人的印象。

眼睑打开、闭合的时候都会用到眼轮匝肌。如果眼轮匝肌衰退了，容易造成眨眼也不能完全闭合眼睑的情况，进而有可能形成干眼病。

锻炼眼轮匝肌可以帮助消除眼睛疲劳。经常使用电脑的人、眼睛容易疲劳的人一定要坚持锻炼眼轮匝肌。使用电脑的时候，最好每隔1小时左右休息一次，建议在休息的时候进行眼轮匝肌的锻炼。

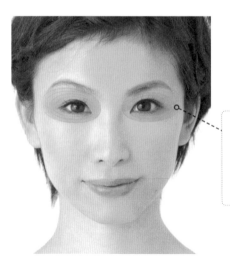

此处是
关键

3 眼轮匝肌

眼轮匝肌环绕在
眼睛周围，有助
于眨眼和促进眼
泪的循环。

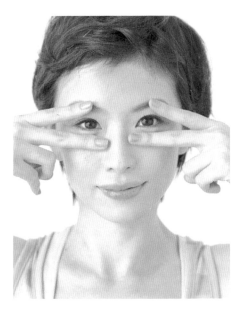

Facial

(1)

剪刀手牢牢地固定在眼睛的上方和下方的位置

　　用剪刀手夹住双眼。食指放在眼睑中间附近，中指像戳在鼻子上一样放好。也许有人会觉得不用手指也能做到，但是因为勉强撑开眼睛会用到眼轮匝肌以外的肌肉，所以刚开始的时候要用手牢牢地固定住。

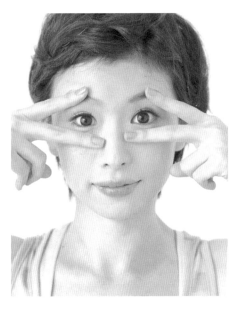

(2)

用睁眼的力量扩大剪刀手的幅度

　　活动眼轮匝肌，用睁眼的力量扩大剪刀手的幅度。这时，要注意不要活动额头、脸颊等眼轮匝肌以外的肌肉。不要用手的力量撑开眼睛，要感受到眼睛上下的肌肉在轻轻颤动。做20次左右。

重返青春提升术

随着年龄的增长，脸颊和嘴角都会下垂，显得脸色不太和悦。造成这种脸部加龄的原因是颧骨肌的衰弱。

首先，颧骨肌分为颧大肌和颧小肌，因为颧骨肌有提拉脸颊和使嘴角、上唇上扬的作用，所以美丽的笑容离不开颧骨肌。

其次，充分活动颧骨肌，眼睛下方也能得到很好的锻炼，有助于预防眼部下方肌肉松弛和黑眼圈等问题。

最后，充分活动颧骨肌可以保持血液循环的良好状态，也有利于预防颧骨肌附近的斑点。

也就是说，只要充分锻炼颧骨肌，可以预防脸部皮肤容易出现的各种问题，所以为了预防衰老也建议进行这项训练。

相反，如果不好好使用颧骨肌，而是勉强地使用额头等其他部分的肌肉，反而容易产生皱纹，锻炼的时候要多加注意。

为了拥有能"回眸一笑百媚生"的迷人笑容，一定要好好地锻炼颧骨肌。

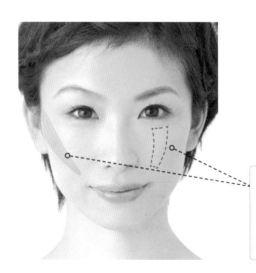

此处是关键

⑦⑪颧骨肌

颧小肌的作用是使上唇向上或向后活动，颧大肌的作用是使嘴角向上或向外侧活动。

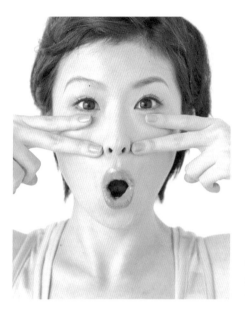

① 开口做出"Ho"的发音口形，用剪刀手夹住脸颊上方

食指放在眼睛下方，中指对准鼻翼，用剪刀手夹住脸颊上方，开口做"Ho"的发音口形。

不要用手、嘴巴做"Ho"的发音口形，保持眼睛不动，只活动脸颊，确认一下就知道有没有在使用颧骨肌了，所以建议一开始先试着做做看。

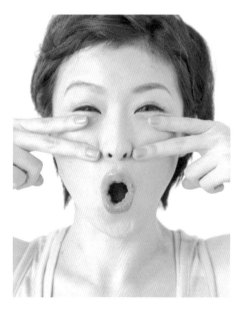

② 脸颊向上活动，提起下眼睑

眼睛眯起，中指向食指方向靠拢再向上提起。注意额头等部位不要用力。这一节比想象中要困难。如果靠颧骨肌自身的力量很难活动的话，可以充分借助手指的辅助作用。重复20次左右。

丰满性感的嘴唇

口轮匝肌环绕嘴巴一周，是开口、闭口时需要用到的肌肉。

口轮匝肌衰退，嘴巴周围的肌肉自然容易下垂。年纪大了，上唇的上方会产生纵向的皱纹，这也是由于口轮匝肌衰退造成的。

噘嘴唇的时候会用到口轮匝肌，所以口轮匝肌不经常使用的话嘴形也会变得看上去呆板、生硬。

而且因为口轮匝肌和各种表情肌相连接，口轮匝肌衰退也会影响到其他

的肌肉。前一节介绍的颧骨肌也和口轮匝肌相连，所以口轮匝肌衰退也会造成嘴角下垂等问题。

要想拥有丰满又性感的嘴唇，一定要好好锻炼口轮匝肌。

锻炼口轮匝肌会使闭口更加容易，也有利于鼻子呼吸得更顺畅。

用嘴巴呼吸容易引起感冒和口臭。

而且口轮匝肌衰退与睡觉时打鼾和睡眠呼吸暂停综合征也有关，所以为了身体健康也要改善口轮匝肌衰退问题。

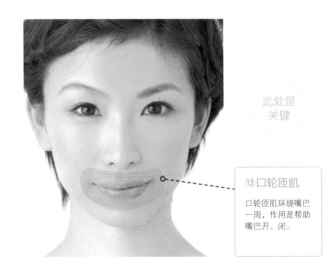

此处是关键

⑬ 口轮匝肌

口轮匝肌环绕嘴巴一周，作用是帮助嘴巴开、闭。

20次

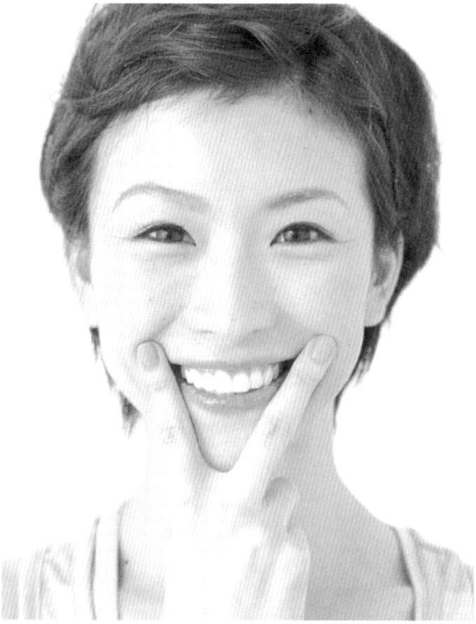

①

用手指横向拉开嘴巴，露出笑容

用食指和中指夹住嘴巴，用力张开两指，把嘴巴向两边大大地拉开，露出笑容。

一边注意颧骨肌一边露出笑容的话效果会更好。

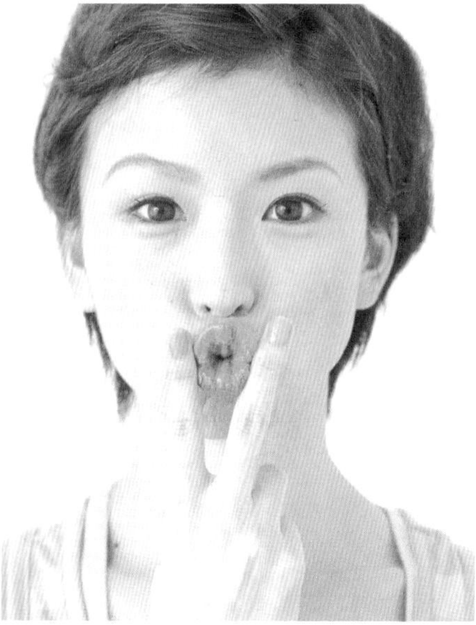

②

噘起嘴唇，用手指夹住

撅起嘴唇，用食指和中指并拢夹住。注意不要仅仅依靠手指的力量，自己也要有意识地使嘴唇高高凸起。嘴唇不仅要凸起，还要噘成中间开口的圆圈形。反复做20次左右。

打造清秀的小脸

如果觉得和以前相比，腮帮鼓起，脸看起来变大了，很有可能是因为下颌根部的咬肌太发达了。

咬肌就像它的名字一样，是咬东西的时候需要用到的一种肌肉。除了咀嚼食物，喜欢用槽牙和经常磨牙的人，咬肌都容易比较发达。在日常生活中，不要咬紧牙关，要经常提醒自己好好放松咬肌。

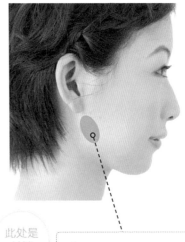

此处是关键

咬肌
咬肌是咀嚼肌的一种，咬紧牙齿的话会变硬。咬肌位于下颌的根部附近。

30秒

用两根手指一圈一圈地画圆，揉开咬肌

位于下颌的根部附近，咬紧牙槽感觉变硬的肌肉就是咬肌。用食指和中指一边按压咬肌，一边一圈一圈地画圆，揉压30秒。可以不时地改变位置，放松整块咬肌。

消除浮肿和色素沉着

从耳朵周围到脖子分布着大量的淋巴结。因此，刺激耳朵周围部位可以有效地减轻全脸的浮肿问题。

而且，刺激耳朵周围部位可以促进和淋巴平行的血液的流动，从而可以改善脸部的色素沉着和黑眼圈问题。

请温柔地进行淋巴护理。特别需要注意的是，如果过于摩擦和刺激脸部肌肉的话，可能会产生皱纹和斑点。

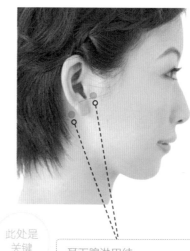

此处是关键

耳下腺淋巴结
刺激耳朵旁边的耳下腺淋巴结和耳郭后淋巴结，可以促进淋巴循环。

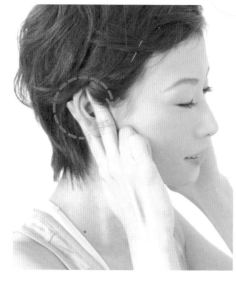

前后各 10 次

夹住耳朵根部，前后绕圈转动

用食指和中指夹住耳朵，向前、向后各绕圈转动10次。可以感觉到耳朵附近变得暖烘烘的，脸部的血液循环也跟着变好了。

Facial

让脸部线条更清晰

边缘流畅的脸部线条被称为"女演员的脸部线条"，仅靠这个就能为美丽加分不少。脸部线条变模糊，除了因为脸部整体的肌肉出现松弛，也可能是因为下巴变歪或者淋巴凝滞等，原因是很复杂的。

如果这些原因同时起作用的话，就会形成所谓前突下巴。

首先，下巴突出，脸部线条相关的肌肉自然会得到伸展，淋巴和血液的流动也会更顺畅，下巴也因为得到充分活动而不容易变歪。如果下巴变歪，整个身体都可能会变歪，所以塑造端正的下巴至关重要。

其次，下巴向前突出，脖子也会伸长，颈部的颈纹也会因此得到改善。

最后，伸长脖子也有助于刺激甲状腺。甲状腺和代谢、自律神经等密切相关，因此，做此项运动也有助于改善身体状况。

但是，有颞下颌关节疾病的人做此项运动可能会引起相关部位的疼痛，所以不要勉强，每次稍微做一点儿，一旦感觉到不对劲要马上停止。

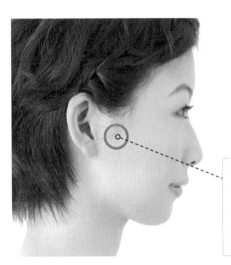

此处是关键

颞下颌关节

下巴可以活动的区域容易变狭窄，且下巴容易变歪，所以有必要适度地做一些伸展运动。

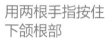

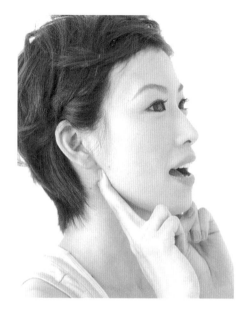

① 用两根手指按住下颌根部

用食指和中指按住下颌根部（张开嘴巴会动的部位）。此时，如果感觉不对劲或者有点儿痛的话，就不要做了。

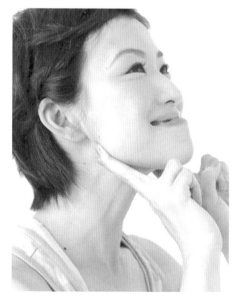

② 用拇指把下巴往前按，使下巴向前突出

将拇指放在下巴下方，往前按，使下巴向前突出。下颌和上颌相比位置靠前，关键是使得下巴向前突出。这个动作做5~10次。

瘦脸排毒

心脏就像泵一样推动着人体的血液循环，与血液不同的是，淋巴是由肌肉来发挥类似泵的作用的。因此，如果不好好活动肌肉的话，淋巴就不能得到很顺畅的流动。

之前介绍的表情肌训练法是直接作用于淋巴的，除此之外，还可以通过活动肌肉来促进淋巴流动。

但是因为淋巴比较容易凝滞，所以要经常活动肌肉才能让脸既小巧又美丽。

要坚持做效果才会更持久，所以在做其他脸部护理的同时，可以顺带做一些活动肌肉的动作。

比如，护理皮肤的时候会接触到脸部，可以利用这个时间段进行瘦脸排毒，这样会非常方便。

在涂抹化妆水等护肤品的时候可以用非常轻柔的力度进行瘦脸排毒。

我在给顾客做指导的时候，通常在快要结束时做一下排毒运动，但会特别轻柔地触碰，这样就算化着妆做也几乎不会造成脱妆。

每个动作做10次左右就可以了，请在早上和晚上做这套动作，这样不容易浮肿，妆容也会更加服帖。

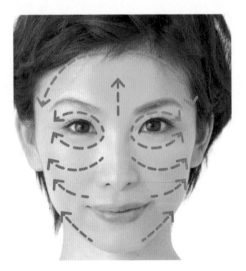

护肤和化妆的时候要注意淋巴的流向

上文已经介绍了促进淋巴流动的要点——好好活动肌肉，建议在做全脸的保湿工作的时候也要照顾到淋巴的流向。

参照左图，不单是在涂抹乳液的时候，涂抹化妆水和粉底液的时候也要关注淋巴的流向。

排毒的两大要点

① 额头的淋巴容易凝滞，要注意促进它的流动

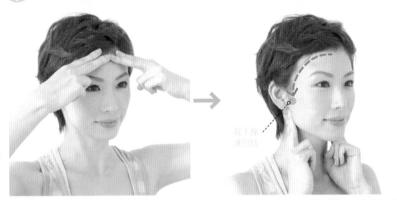

耳下腺
淋巴结

额头的肌肉不太活动所以容易产生凝滞，形成皱纹。首先，将两手的食指和中指并拢，放在额头中间位置

然后，沿着发际线移动手指，经过耳朵跟前，到达耳下腺淋巴结，按揉此处促进淋巴的流动。这个动作做10次左右

② 促进颌部凝滞淋巴的流动

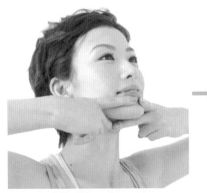
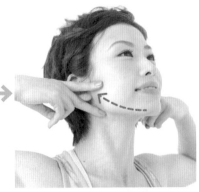

淋巴凝滞了，脸部线条也会变得僵硬。首先，将下巴稍微向前突起，用食指和中指一上一下夹住下巴

然后，沿着脸部轮廓将手指移动到耳朵跟前，到达耳下腺淋巴结，按揉以促进颌部凝滞淋巴的流动。这个动作做10次左右

脸部问题护理

让人担忧的种种脸部问题，特别是需要精心护理的问题，
接下来都会一一进行介绍。为了尽早解决这些问题，
还会介绍加强版的护理方法，按照这些方法进行锻炼，
拥有小巧而美丽的脸庞将不再是梦。

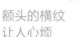

额头的横纹让人心烦

额头上出现横纹是因为头皮太硬了。可以用第78页中介绍的方法进行头皮按摩。

额头的肌肉很少活动，所以淋巴容易凝滞，这也会导致皱纹的产生。不要忘了按第119页中介绍的方法进行瘦脸排毒。

除夏天以外紫外线强的日子也很多，而紫外线会导致皱纹的形成，所以一整年都要做好防晒工作。

想要消除眉间的皱纹

之所以会产生眉间的皱纹是因为有皱眉的习惯进而导致表情肌定型。按照第109页中介绍的表情肌训练法放松肌肉。

另外，还可以用指头按住眉间一圈一圈地画圆进行按摩、按揉来放松肌肉。

睡觉的时候喜欢皱眉的人可以把医用胶带贴在眉间，这样可以预防皱纹产生。

产生了很深的法令纹

产生法令纹的主要原因是脸部的松弛，可按照第108页的表情肌训练法把脸部肌肉向上提拉。

另外，老化废弃物的堆积也会加深法令纹，所以进行第119页的瘦脸排毒也是非常重要的。

口里含住一大口空气，鼓起两颊，或用舌头向外按压法令纹等都有助于消除法令纹。这样做还可以促进血液循环，在感觉脸部疲倦的时候也推荐这么做。

为了促使胶原蛋白重生，不要忘了充分补充蛋白质和维生素C，因为这些都是构成胶原蛋白的原料。

经常会有
黑眼圈

黑眼圈是指眼周的血液滞流，颜色混浊而不透明。为了促进血液循环，可以试着早上和晚上各做一遍第99页的表情肌训练法和第108页的瘦脸排毒。

因为醒着的时候一直要用到眼睛，对眼睛下方也会带来负担，造成黑眼圈和眼睛下方肌肉的松弛，所以保证充分的睡眠时间对预防黑眼圈是至关重要的。

眼睛下方的皮肤非常薄，容易产生皱纹，所以护理的时候用指腹轻拍，不可用力过大。

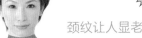

颈纹让人显老

在第一章中已经介绍过了"美乳瘦脸法"对于改善颈纹是非常有效的，可以作用于连接胸部和脸部的颈部，减轻颈纹。

另外，使用不合适的枕头也容易产生颈纹。最好选择可以测量颈部弧度的半定做式的枕头，或者比较低的枕头。

因此，必须做好颈部保湿，在从上至下按摩颈部促进淋巴流动的同时，做好保湿工作。

眼睛周围
出现皱纹

第99页的表情肌训练法对改善眼睛周围产生的皱纹也是非常有效的。

如果是比较浅的眼纹，只要做好充分的保湿就能得到很好的改善，也可以做一些特殊护理，如敷面膜等。

眼周皱纹的产生和眼睛疲劳也有关系。眼睛周围布满穴位，沿着眼睛周围的骨架，用拇指指腹施加压力进行刺激，可以很好地缓解疲劳。敷热眼膜也有助于消除眼部疲劳。

毛孔粗大

其实表情肌训练对于解决毛孔问题也很有效。因为皮肤松弛会造成毛孔粗大。所以，要坚持做从第99页开始的表情肌训练法。

建议皮脂分泌旺盛的人可以使用含有维生素C诱导体的化妆水。这种化妆水不仅可以抑制皮脂分泌，还可以促进胶原蛋白的合成，收缩毛孔。另外，对改善皮肤松弛、收缩让人显老的泪滴形毛孔也非常有效。

Facial

后 记

内心也可以变得更加柔软和轻松，
这就是"美乳瘦脸法"！

感谢您阅读本书！

我自开始进行"美乳瘦脸法"的指导以来，通过倾听数百位顾客的心声，深刻了解了使大家正在烦恼的问题。

相信胸部和脸部存在一些困扰但是"不知道如何是好"的女性非常多，我自己曾经也是其中的一员。

其中有不少人也考虑过丰胸手术和整形美容。但是如果真的这样做了之后肯定又会后悔"如果没有做手术就好了"。

正因如此，比起做手术，首先应该要发掘自身原本就拥有的天然的魅力。

有些女性选错了文胸，并一直穿戴这样的文胸，直到胸部周围的肌肉变僵硬，本来可以拥有更加丰满的胸部却被不少人误认为是"平胸"，对此我感到非常遗憾。

至于脸部，仅仅是因为肌肉变僵硬了，很多人就认为"腮帮鼓起""脸太大了"，实在是太可惜了！

如果这本书能够减少这些让人遗憾的困扰的话，我会觉得非常荣幸。

美乳瘦脸体操不仅能够让胸部变得柔软，让脸部变得清秀，而且是一种能让人的内心也变得柔软而清爽的综合美容法。

美乳瘦脸体操实行前后，表情（心情）判若两人的女性，我已经见过数百例了。

最后由衷地感谢高见心小姐，她真是一个无论任何姿势拍摄都非常可爱的模特；感谢作家鹫头老师将如此海量的内容整理和组织起来；感谢摄影师BOCO老师，每次的拍摄都是那么细心周到；感谢酒井老师将排版设计得轻熟又不失可爱；感谢我的编辑吉本老师，她和我同一时期经历了妊娠和分娩，在这本书的写作过程中，她就像好同伴一样支持着我。所有为本书的出版付出辛劳的工作人员们，真的万分感谢！

MACO

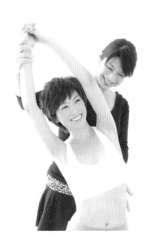

著作权合同登记号

图字：01－2015－3522

KOGAO MO TSUKURERU BINYU TAISO KOGAOPPAI by MACO
Copyright © MACO 2014
Original Japanese edition published by Wani Books Co., Ltd.
This Simplified Chinese edition is published by arrangement with Wani Books Co., Ltd, Tokyo in care of Tuttle－Mori Agency, Inc., Tokyo through Beijing GW Culture Communications Co., Ltd., Beijing
All rights reserved.

图书在版编目（CIP）数据

神奇的美乳瘦脸法 ／（日）MACO 著；陈榕榕译. —
北京：北京出版社，2016.7
ISBN 978－7－200－12207－7

Ⅰ．①神… Ⅱ．①M…②陈… Ⅲ．①乳房—健美—基本知识②女性—面—美容—基本知识 Ⅳ．①R655.8
②TS974.1

中国版本图书馆 CIP 数据核字(2016)第 117955 号

神奇的美乳瘦脸法
SHENQI DE MEIRU-SHOULIAN FA
〔日〕MACO 著
陈榕榕 译

*
北 京 出 版 集 团 公 司
北 京 出 版 社　出版
（北京北三环中路6号）
邮政编码：100120
网　　　址：www.bph.com.cn
北 京 出 版 集 团 公 司 总 发 行
新 华 书 店 经 销
北京博海升彩色印刷有限公司印刷
*
880 毫米×1230 毫米　32 开本　4 印张　70 千字
2016 年 7 月第 1 版　2016 年 7 月第 1 次印刷
ISBN 978－7－200－12207－7
定价：35.00 元
质量监督电话：010－58572393
责任编辑电话：010－58572457

好书热荐

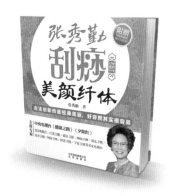

《张秀勤刮痧美颜纤体》

（附赠国家标准经络穴位挂图）

定价：39.80 元

本书介绍了美容刮痧的9种刮拭方法，解决面部肌肤问题、局部瘦身塑形问题以及五脏六腑保养的每一个刮拭细节，并给出了刮拭方法、刮拭部位和刮拭时间。本书将全息刮痧、经络刮痧和手耳足刮痧结合起来，全面保养，重点刮拭，让你拥有健康的身体，做个自信的女人。有健康做底，美丽当然由内而生。图书全彩设计印刷，每个刮痧步骤都配有清晰的图片加以说明，方便读者对照操作。

关注就有福利赠书

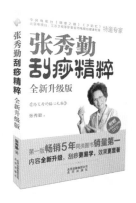

《张秀勤刮痧精粹　全新升级版》

（附赠张秀勤亲自讲解 DVD）

定价：39.80 元

本书为第一版的升级版，升级版在内容及形式上都有所更新，便于读者阅读。

本书选取刮痧在保健、诊断、美容、治疗领域中最新、最常见、最精华的部分。读者可根据自身的需求，随时进行自我刮痧诊断，及时发现亚健康的部位，有针对性地进行保健、疗疾、居家美容，甚至为自己和家人解急时之需。图书全彩设计印刷，每个刮痧步骤都配有清晰的图片加以说明，方便读者操作。附赠的 DVD 让刮痧更易学。

扫一扫，发现更多精彩内容

好书热荐

优生活系列图书：

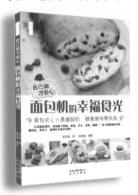

《自己做才安心 面包机的幸福食光》

面包点心 × 果酱酸奶 健康美味零失败

吕汉智 著 杨志雄 摄影

你只需备好材料，轻松按下按键，面包、点心、果酱、酸奶……最天然健康的美味一机搞定，和家人一起烘焙幸福食光吧！
定价：38.00 元

《自己做才安心 手作松饼的美好食光》

用松饼粉做早、午、晚餐 × 下午茶 × 派对点心

高秀华 著 杨志雄 摄影

松饼、三明治、寿司、蛋糕、饼干、玉子烧、墨式塔可饼、比萨饼……做出与众不同的松饼餐，和家人一起共享美好食光吧！
定价：38.00 元

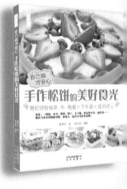

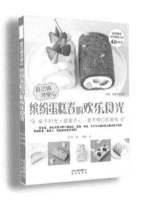

《自己做才安心 缤纷蛋糕卷的欢乐食光》

亲子时光 × 甜蜜点心 爱不释口的美味

[日]幸 著 苗苗 译

只要在轻柔绵软的海绵蛋糕卷上加一点小创意，就能变幻出爱不释口的花纹、礼物、动漫、节日等心都会随之跳动的可爱造型蛋糕卷，和家人一起玩出欢乐食光吧！
定价：38.00 元